Fillomino

400 Puzzle

I0773856

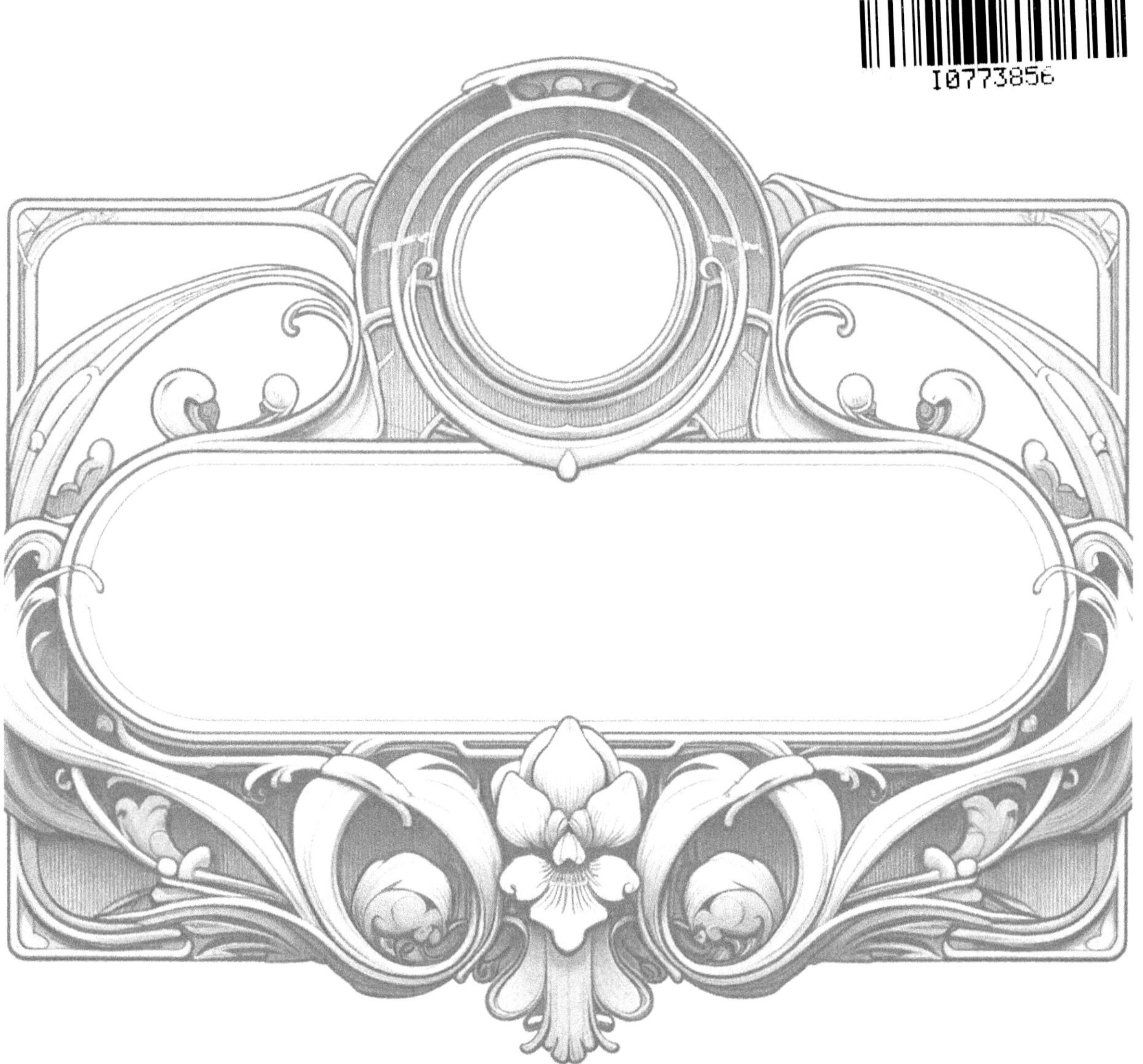

Teil 4 | Part 4

Index

 ❖ post@schmidt.in

Deutsch → Anleitung

Fillomino ist ein Logikpuzzle-Spiel, das auf einem rechteckigen Gitter gespielt wird. Das Ziel des Spiels ist es, das Gitter so zu füllen, daß es in mehrere Bereiche unterteilt wird. Jeder Bereich besteht aus einer Anzahl von Zellen, die der Zahl in einer der Zellen dieses Bereichs entspricht. Zum Beispiel muß ein Bereich mit der Zahl "3" genau drei Zellen umfassen.

Zu Beginn des Spiels sind einige der Zellen bereits mit Zahlen gefüllt. Diese vorgegebenen Zahlen helfen dabei, den Rest des Gitters korrekt auszufüllen. Die Herausforderung besteht darin, die restlichen leeren Zellen so zu füllen, daß die Bereiche den Regeln entsprechen: *Bereiche gleicher Größe dürfen sich nicht horizontal oder vertikal berühren. Diagonale Berührungen sind jedoch erlaubt.*

Auf den Doppelseiten befindet sich links die Lösungen und rechts die Puzzle. Decken Sie mit der linken Hand oder einem Blatt Papier die Lösung ab. Vorteil: Kein Umblättern zum Lösungsvergleich.

5	5	5	2	2
5	5	3	3	3
3	3	4	4	5
3	1	4	4	5
2	2	5	5	5

5			2	
		3	3	
	3			5
	1	4		
		5		

Um das Spiel zu lösen, muß der Spieler logisch denken und die gegebenen Hinweise nutzen, um die fehlenden Zahlen korrekt zu platzieren. Fillomino erfordert Konzentration und strategisches Denken, da ein Fehler dazu führen kann, daß das gesamte Gitter neu bewertet werden muß.

Das Spiel ist ähnlich wie Sudoku oder andere Logikpuzzles, erfordert jedoch eine einzigartige Herangehensweise, da es keine festen Zahlen in jedem Gitterbereich gibt, sondern die Größe der Bereiche variiert. Fillomino bietet eine Vielzahl von Schwierigkeitsgraden, von einfachen Rätseln für Anfänger bis hin zu komplexen Herausforderungen für erfahrene Spieler. Es ist ein faszinierendes Spiel, das die grauen Zellen auf Trab hält und stundenlangen Spielspaß bietet.

English → Instructions

Fillomino is a logic puzzle game played on a rectangular grid. The goal of the game is to fill the grid so that it is divided into several areas. Each area consists of a number of cells that corresponds to the number in one of the cells of that area. For example, an area with the number "3" must contain exactly three cells.

At the start of the game, some of the cells are already filled with numbers. These given numbers help in correctly filling the rest of the grid. The challenge is to fill the remaining empty cells so that the areas comply with the rules: *areas of the same size must not touch each other horizontally or vertically. However, diagonal touching is allowed.*

On the double pages, the solutions are on the left and the puzzles are on the right. Cover the solution with your left hand or a piece of paper. Advantage: no flipping pages to compare solutions.

5	5	5	2	2
5	5	3	3	3
3	3	4	4	5
3	1	4	4	5
2	2	5	5	5

5			2	
		3	3	
	3			5
	1	4		
		5		

To solve the game, the player must think logically and use the given clues to place the missing numbers correctly. Fillomino requires concentration and strategic thinking, as a mistake can lead to reevaluating the entire grid.

The game is similar to Sudoku or other logic puzzles, but it requires a unique approach since there are no fixed numbers in each grid section, and the size of the areas varies. Fillomino offers a range of difficulty levels, from simple puzzles for beginners to complex challenges for experienced players. It is a fascinating game that keeps the brain engaged and provides hours of fun.

8	8	8	8	6	6	2	2	8	8	8
8	8	8	8	6	6	6	6	8	8	8
7	7	7	7	7	7	7	4	4	8	8
4	4	4	4	6	6	6	4	4	7	7
8	8	8	7	7	7	6	6	6	3	7
8	8	8	4	4	7	7	7	7	3	7
8	8	4	4	9	9	9	9	9	3	7
5	5	5	5	5	9	9	9	9	7	7
8	8	8	8	7	7	7	2	2	5	5
8	8	8	8	7	7	7	7	5	5	5

8	8	8	8	3	3	3	6	6	2	2
8	8	8	8	6	6	6	6	3	3	3
3	3	3	7	7	5	5	5	5	2	2
2	2	4	7	7	5	4	4	4	5	5
4	4	4	7	7	7	4	5	5	5	6
3	3	3	5	5	5	6	6	6	6	6
2	2	5	5	2	2	9	9	9	9	9
8	8	3	3	3	5	9	9	6	3	3
8	8	8	4	4	5	9	9	6	6	3
8	8	8	4	4	5	5	5	6	6	6

2	5	5	5	5	5	6	4	4	4	4
2	4	4	2	3	3	6	6	6	6	6
4	4	3	2	3	2	2	4	4	4	4
2	2	3	3	2	7	5	5	5	5	5
6	6	9	9	2	7	7	7	7	2	2
6	6	9	9	9	9	9	7	7	8	8
6	6	2	2	9	9	3	8	8	8	8
5	5	7	7	7	7	3	3	8	8	4
5	5	5	7	7	7	4	4	3	3	4
4	4	4	4	2	2	4	4	3	4	4

6	6	6	6	8	8	8	8	8	6	6
2	2	6	6	8	8	8	6	6	6	6
4	4	4	4	3	3	3	8	8	8	8
7	7	7	7	2	2	8	8	7	7	8
7	7	7	6	6	6	2	2	7	7	8
8	6	6	6	4	4	4	4	7	7	7
8	8	8	8	8	8	8	2	2	4	4
2	2	4	4	4	4	3	3	3	4	4
5	5	5	5	5	2	2	6	2	2	6
6	6	6	6	6	6	1	6	6	6	6

3	3	3	5	5	5	5	4	4	3	3
8	8	6	6	6	6	5	4	4	3	5
3	8	8	6	6	4	4	5	5	5	5
3	3	8	8	4	4	2	2	3	3	3
2	2	8	8	3	3	3	6	6	6	6
4	4	4	4	8	8	8	3	3	3	6
5	5	5	5	5	8	8	8	8	8	6
6	6	6	6	6	9	9	9	9	9	9
3	3	3	6	9	9	9	4	4	4	4
2	2	4	4	4	4	5	5	5	5	5

5	5	5	5	5	2	2	4	4	4	4
8	8	8	8	8	8	3	3	3	2	2
3	3	3	8	8	7	7	2	2	3	3
4	4	4	3	3	7	7	7	7	7	3
4	2	2	3	9	9	9	9	9	2	2
3	3	3	9	9	2	2	9	9	5	5
2	2	5	5	5	7	7	7	5	5	5
3	3	3	5	5	4	4	7	7	7	7
6	6	2	2	3	3	4	4	3	3	3
6	6	6	6	3	6	6	6	6	6	6

Puzzle 001-006

				6		2	2	8		
8	8	8		6						
7										
4			4	6				4	7	
8					7			6		
8		8			7			7		
	8	4					9		3	
5				5	9			9	7	
	8				7			2	5	
8			8	7						

				3			6		2	
8	8		8	6		6		3		
3								5	2	
2		4			5			4	5	
4					7					6
	3				5					
2	2				2					9
		3		3	5					
							9		6	3
		8	4				5			6

	5									4
2				3						6
4			2		2				4	
2		3		2		5				5
6		9				7				2
		9					7	7		8
		2						8		
5	5	7		7	7		3			4
			7	7		4		3	3	
4				2						

	6		6	8	8			8	6	
	2	6			8					
4				3						
7	7	7		2		8			7	
		7	6		6		2	7		8
	6			4						7
	8						2		4	
	2	4					3	3		
	5			5					2	6
	6					1				

3			5					4	3	
	8	6				5			3	
			6		4		5			
3				4		2			3	
2	2	8		3				6		
	4			8			3			
5				5	8					
	6				9					
3		3		9		9	4			
2			4				5			

		5				2			4	
8			8		8	3		3	2	
	3		8		7	7	2			
		4								3
		2	3					9	2	
		3	9	9	2				5	
2					7					
3		3	5				7		7	7
	6		2	3			4			3
6			6							6

8	8	3	3	3	1	2	2	8	8	8
8	8	2	2	4	4	3	8	8	8	4
8	8	8	8	4	4	3	3	8	8	4
4	4	4	4	5	5	5	5	5	4	4
6	6	6	9	9	9	2	2	6	6	6
6	6	6	9	9	3	3	3	6	6	6
5	5	9	9	9	9	5	5	5	5	5
5	5	5	3	3	3	6	6	7	4	2
3	3	3	6	6	6	6	7	7	4	2
5	5	5	5	5	7	7	7	7	4	4

4	4	9	9	9	9	9	9	9	9	9
4	4	2	2	4	4	4	4	3	3	3
2	2	6	6	6	6	5	5	5	4	4
9	9	9	9	6	6	5	5	1	4	4
9	9	9	9	7	7	7	7	7	7	7
9	6	6	6	6	6	6	8	8	8	8
3	3	3	9	9	9	9	9	2	2	8
9	9	9	9	1	6	7	7	7	7	8
1	6	6	6	6	6	7	7	7	8	8
5	5	5	5	5	4	4	4	4	2	2

8	8	8	8	8	8	8	7	5	5	5
8	5	5	9	9	9	9	7	7	5	5
5	5	5	9	9	7	7	7	7	2	2
4	4	6	9	9	9	8	8	8	8	8
4	4	6	6	6	6	6	5	8	8	8
5	5	5	5	5	2	2	5	5	5	5
6	6	6	6	8	8	8	8	3	2	2
6	5	5	8	8	8	2	2	3	3	5
6	5	5	2	2	8	6	6	6	5	5
2	2	5	3	3	3	6	6	6	5	5

4	4	4	4	6	6	6	6	3	3	3
5	3	3	3	6	6	5	5	5	5	5
5	5	4	4	4	4	7	7	7	7	7
1	5	5	6	6	6	7	7	3	3	3
3	3	3	4	4	6	6	5	5	2	2
6	6	6	4	4	6	4	4	5	3	3
2	2	6	6	6	4	4	3	5	5	3
5	5	5	7	7	7	3	3	4	4	4
5	7	7	7	9	9	9	9	2	2	4
5	7	4	4	4	4	9	9	9	9	9

2	2	9	9	9	9	9	3	5	5	5
8	8	9	9	9	2	2	3	3	5	5
8	8	2	2	9	6	6	6	6	6	6
4	8	8	8	8	2	2	4	4	4	4
4	4	4	2	2	4	4	8	8	2	2
5	5	5	5	5	4	4	8	8	8	5
6	6	6	6	6	2	2	8	8	8	5
6	8	8	8	8	3	3	3	5	5	5
8	8	8	8	7	7	9	9	9	9	9
7	7	7	7	7	2	2	9	9	9	9

9	9	9	9	9	5	5	4	4	4	4
3	9	9	5	5	5	3	3	7	7	7
3	3	9	9	2	2	3	7	7	7	7
2	2	7	7	7	4	4	4	4	2	2
7	7	7	7	8	8	8	8	3	3	3
4	4	4	4	8	8	6	6	6	9	9
6	6	6	6	8	8	6	6	6	9	9
2	2	6	6	7	9	9	9	9	9	3
7	7	7	7	7	7	6	6	6	3	3
2	2	4	4	4	4	6	6	6	2	2

	8				1			8		8
8	8		2				8	8	8	4
	8		8	4	4		3	8		
			4	5			5			
	6	6	9	9	9	2				6
			9			3		6	6	
5	5			9		5				
					3	6		7		2
3	3						7			2
				5	7			7	4	

	4								9	
			2	4			4	3		
2	2			6		5	5	5	4	4
		9	9			5	5			4
		9	9	7	7					7
					6			8		8
3		3	9			9	9	2		
9	9				6				7	
	6				6		7		8	
			5	5				4	2	

				8						
8			9	9		9		7	5	
5			9			7		7	2	
4		6			9				8	8
4		6	6				5	8		
5					2					5
										2
6	5	5				2	2		3	5
	5			2	8				5	
	2	5			3	6			5	

	4									3
5	3			6		5				5
	5	4								7
		5	6	6			7	3		
3	3	3				6		5	2	
	6		4		6		4		3	
2	2						3		5	
		5	7							
				9			9		2	4
		4			4					9

	2									
	8	9			2			3	5	5
		2		9						6
	8			8		2	4		4	
		4	2			4			2	
			5		4	4			8	
				6	2			8	8	5
6				8	3		3	5		
	8		8		7			9		
7						2				

				9	5				4	
3							3	7	7	7
	3				2	3	7			
	2	7		7		4			2	2
7							8	3		
4		4	4		8	6		6	9	
				8	8		6			
	2	6	6	7	9					
						6			3	
	2	4		4		6			2	

4	4	5	5	5	5	9	9	4	2	2
4	4	5	3	3	3	9	9	4	4	4
3	3	2	2	9	9	9	9	9	2	2
3	6	6	4	4	7	7	4	4	4	4
6	6	4	4	9	9	7	7	7	3	3
6	6	3	3	3	9	9	6	7	7	3
7	7	9	9	9	9	9	6	6	6	1
7	7	7	7	7	3	6	6	3	3	3
4	4	4	4	3	3	4	4	4	4	5
5	5	5	5	5	2	2	5	5	5	5

8	8	8	8	2	2	5	5	4	4	4
8	8	8	8	3	3	5	6	4	2	2
3	3	3	5	3	5	5	6	6	6	6
5	5	5	5	4	4	4	4	5	5	6
3	3	3	7	7	7	7	5	5	5	3
5	5	5	5	7	5	5	1	2	2	3
3	5	9	7	7	5	5	7	7	7	3
3	3	9	9	9	9	5	7	7	7	7
8	8	8	8	9	9	9	8	8	8	8
8	8	8	8	9	2	2	8	8	8	8

1	3	7	7	7	8	8	8	8	8	2
3	3	7	7	7	8	8	8	5	5	2
4	4	4	4	7	3	3	3	5	5	5
6	6	6	5	5	2	2	8	8	8	8
4	4	6	5	5	5	3	3	8	8	8
4	4	6	6	4	4	3	5	2	2	8
3	3	3	4	4	2	2	5	5	5	5
4	4	2	2	6	6	6	6	3	3	3
4	4	3	3	3	2	2	6	6	5	5
5	5	5	5	5	3	3	3	5	5	5

6	6	6	8	8	8	8	4	4	4	4
6	6	6	8	8	8	8	6	5	5	5
4	4	3	3	7	7	7	6	5	5	4
4	4	3	5	5	7	7	6	4	4	4
2	2	5	5	5	7	7	6	6	6	1
4	4	3	3	3	4	4	4	4	5	5
4	4	2	2	5	5	2	2	5	5	5
2	2	5	5	5	6	6	6	6	6	6
4	4	3	3	4	4	4	7	7	7	7
4	4	3	1	4	7	7	7	3	3	3

8	8	8	8	4	4	7	7	7	7	4
8	8	8	8	4	4	2	2	7	7	4
4	4	4	4	2	2	5	5	7	4	4
7	7	7	7	5	5	5	7	5	5	5
3	7	7	7	2	2	7	7	5	5	4
3	5	5	3	3	3	7	7	4	4	4
3	5	5	5	2	2	7	7	3	3	3
4	4	4	4	5	5	4	4	4	4	1
3	3	3	5	5	5	7	7	7	7	2
4	4	4	4	3	3	3	7	7	7	2

9	9	9	4	4	5	3	3	3	2	2
2	2	9	4	4	5	5	4	4	4	4
9	9	9	9	2	2	5	5	6	6	6
9	2	2	4	4	7	7	7	6	6	6
3	3	3	4	4	7	7	7	7	3	3
2	2	4	2	2	9	9	9	9	3	4
6	6	4	4	4	9	9	9	4	4	4
6	5	5	5	5	5	9	9	7	7	7
6	6	6	4	4	4	4	7	7	7	7
7	7	7	7	7	7	7	4	4	4	4

Puzzle 013

					5		9	4		2
4		5		3		9				
3			2	9				9		2
		6		4			4		4	
6	6		4	9		7			3	
	6			3		9	6	7		3
7	7	9							6	
			7	7	3	6			3	
4			4		3		4		4	
			5		2		5			

Puzzle 014

				2		5				4
8				3	3			4		2
3	3	3					6		6	6
		5		4			4			6
		3	7		7		5			3
	5		5		5			2	2	
	5		7				7	7	7	
3	3		9	9	9	5	7	7	7	7
						9				
		8	8	9		2				8

Puzzle 015

	3			7	8				8	
3	3	7			8				5	2
4					3		3	5		5
					2					
4	4		5					8		
4			6	4		3	5	2		8
3			4		2					
4	4		2	6				3		
	4	3				2				
		5			3			5		5

Puzzle 016

		6	8				4			
				8	8		6	5		
4	4		3	7				5		4
4			5	5				4		
2				5		7	6			
4		3	3		4	4		4	5	
4			2				2	5		5
2			5			6				6
4		3	3			4		7		
		3		4	7			3		

Puzzle 017

			8	4		7				4
8	8					2			7	
4			4		2				4	
7						5				5
					2	7			5	4
	5	5			3	7	7	4		
3	5		5	2		7		3		
		4		5	5	4				1
		3	5	5		7		7	7	
		4		3			7	7	7	

Puzzle 018

	9				5	3			2	
	2	9	4				4		4	4
			9	2			5			
		2	4	4	7				6	
		3					7		3	3
2	2	4		2	9	9		9	3	
							9			4
	5								7	7
6			4				7		7	
7							4			

8	8	8	8	8	8	4	4	4	4	2
3	8	8	7	7	7	7	3	5	5	2
3	3	7	7	2	2	3	3	5	5	5
4	4	7	4	4	4	4	9	9	2	2
4	4	2	2	9	9	9	9	9	7	7
2	2	7	7	7	9	9	7	7	7	7
7	7	7	5	7	2	2	7	5	4	4
5	5	5	5	3	3	3	5	5	4	4
4	4	3	3	1	2	2	5	5	6	2
4	4	3	2	2	6	6	6	6	6	2

5	5	7	7	7	2	2	3	2	2	8
5	5	5	7	7	4	4	3	8	8	8
4	4	3	7	7	4	4	3	8	8	8
4	4	3	3	9	6	6	6	4	4	8
6	6	9	9	9	9	6	4	4	2	2
6	6	9	9	7	7	6	6	5	5	5
6	6	9	9	7	7	2	2	5	5	8
8	8	4	4	7	7	8	8	8	8	8
8	8	4	4	7	5	5	2	2	8	8
8	8	8	8	5	5	5	4	4	4	4

2	2	6	6	6	6	6	4	4	4	2
5	5	5	5	2	2	6	7	3	4	2
5	3	3	3	7	7	7	7	3	3	1
4	4	2	2	7	7	6	6	6	6	6
4	4	3	3	4	4	6	8	8	8	8
2	2	3	4	4	7	8	8	6	6	6
4	6	7	7	7	7	8	8	6	6	6
4	6	6	7	7	3	3	6	3	3	3
4	4	6	6	6	3	6	6	6	6	2
5	5	5	5	5	4	4	4	4	6	2

2	2	3	3	8	8	8	8	3	3	3
8	5	3	8	8	8	8	4	5	5	5
8	5	5	5	5	6	6	4	4	4	5
8	8	4	4	4	4	6	6	6	6	5
8	8	5	5	5	5	5	7	7	7	1
8	8	6	6	7	7	7	7	8	8	2
6	6	6	6	8	8	8	8	8	8	2
3	3	3	2	2	3	5	5	5	3	3
8	8	8	8	3	3	5	5	9	9	3
8	8	8	8	9	9	9	9	9	9	9

4	4	4	4	2	2	3	3	3	8	8
2	2	9	9	9	9	2	2	8	8	8
9	9	9	4	4	3	3	3	8	8	8
5	9	9	4	4	2	2	5	5	5	5
5	5	5	2	2	7	7	7	6	6	5
5	3	3	3	7	7	7	7	6	6	6
6	6	4	4	9	9	4	4	4	4	6
6	6	4	4	9	9	9	9	9	3	3
6	6	3	3	3	5	5	5	9	9	3
4	4	4	4	5	5	4	4	4	4	1

2	2	4	4	4	4	2	2	4	4	2
7	7	7	7	7	3	3	3	4	4	2
8	8	8	8	7	7	4	6	6	6	3
8	8	8	8	4	4	4	6	6	3	3
4	4	4	4	7	7	7	7	6	4	4
5	5	6	6	6	6	7	7	7	4	4
5	5	5	2	2	6	6	9	9	9	9
4	2	2	7	7	7	2	2	9	9	9
4	4	4	7	7	7	7	8	8	9	9
3	3	3	8	8	8	8	8	8	2	2

Puzzle 019-024

					8	4	4			2
3					7			5		
	3	7			2	3		5	5	
			4		4	4		9	2	
	4	2	2		9			9	7	
2	2	7				9	7			
			5			2	7		4	
5				3		3	5	5	4	4
4	4			1				5	6	
	4			2						2

						2		2		8
		5	7			4		8		
4	4	3		7	4	4	3		8	
4	4		3	9			6		4	
					9		4		2	2
	6	9		7	7				5	
	6	9	9	7	7	2				8
8	8	4	4			8				
	8				5			2	8	8
			8	5					4	

	2	6					4			2
	5			2	2		7	3		
	3	3	3							
		2								6
4		3	3		4	6				8
2					7			6	6	6
4	6	7								6
						3				3
	4			6						2
				5				4	6	

2			3							3
		3			8	8	4			5
				5			4		4	
	8				4			6		
						5			7	1
8			6					8	8	
6		6		8		8			8	
3	3	3		2	3			5		
				3				9	9	3
	8			9			9	9		9

4					2	3				
2							2			
9			4				3	8		
	9	9	4		2	2	5			5
5			2				7	6	6	
	3		3	7		7	7			
		4		9		4			4	
		4	4	9					3	
	6	3								
		4		5		4				

2				4			2		4	2
7			7		3		3			
		8		7					6	3
8	8			4			6			
4			4		7		7			4
	5					7				4
5			2	2		6	9			9
		2			7		2	9		
		4	7				8			
		3	8						2	2

4	4	4	6	6	6	7	7	7	5	5
4	2	2	6	6	6	7	7	5	5	5
7	7	7	9	9	9	9	7	7	2	2
7	7	7	7	2	2	9	3	3	3	5
4	8	8	9	9	9	9	2	2	5	5
4	4	8	8	8	6	6	6	6	5	5
7	4	8	8	8	6	6	8	8	8	8
7	7	7	7	7	7	9	9	9	8	8
3	3	3	9	9	9	9	9	9	8	8
2	2	6	6	6	6	6	6	3	3	3

4	4	4	4	2	2	6	6	6	6	6
8	8	8	8	3	3	3	9	9	3	6
8	8	3	3	2	2	9	9	9	3	3
8	8	3	9	9	9	9	8	8	4	4
5	5	5	5	2	2	8	8	8	8	4
2	2	5	3	3	3	2	2	8	8	4
8	8	8	8	4	4	4	4	6	6	6
3	8	8	5	5	5	5	5	6	6	6
3	3	8	8	4	4	4	4	8	8	8
4	4	4	4	2	2	8	8	8	8	8

2	2	5	3	3	3	2	2	4	4	1
4	4	5	5	5	5	3	3	3	4	4
4	4	8	8	4	4	4	4	5	5	5
2	6	8	8	8	8	8	8	5	5	4
2	6	6	4	4	3	3	3	4	4	4
6	6	6	4	4	5	5	5	3	3	3
4	4	3	2	2	3	5	5	2	2	1
4	4	3	3	9	3	3	4	4	4	4
9	9	9	9	9	9	9	9	3	3	3
3	3	3	5	5	5	5	5	2	2	1

5	5	5	5	5	2	2	6	6	3	3
3	3	3	2	2	6	6	6	6	3	2
5	5	5	5	5	9	9	9	9	9	2
4	4	6	6	6	5	5	9	9	9	9
4	4	6	6	6	5	5	8	8	8	8
5	5	4	4	2	2	5	8	8	8	8
5	5	5	4	4	1	2	2	5	2	2
7	7	7	7	7	7	7	5	5	5	5
5	5	5	5	5	8	8	4	4	4	4
3	3	3	2	2	8	8	8	8	8	8

8	8	2	2	3	3	3	7	3	3	3
8	8	7	7	7	7	7	7	5	5	5
8	8	8	8	1	8	8	8	8	3	5
4	4	3	2	2	8	8	8	3	3	5
4	4	3	3	5	5	5	8	7	7	7
6	6	6	6	5	5	6	7	7	7	7
6	6	2	2	6	6	6	6	4	4	4
4	4	3	3	6	3	5	5	4	7	7
4	4	3	2	2	3	3	5	7	7	7
5	5	5	5	5	2	2	5	5	7	7

4	4	4	4	6	6	4	4	4	4	2
3	3	6	6	6	6	9	9	9	9	2
3	5	5	3	3	3	9	9	9	9	9
5	5	6	6	6	6	2	8	8	4	4
5	2	2	6	6	4	2	8	8	4	4
7	7	7	7	7	4	4	4	8	8	8
7	7	3	3	3	6	6	6	8	2	2
4	4	7	7	7	6	3	6	6	3	3
4	4	7	7	7	7	3	3	9	9	3
2	2	9	9	9	9	9	9	9	2	2

	4		6			7				
	2	2	6			7		5		
			9					7	2	
		7		2			3		3	5
			9	9				2		
			8		6			6		
7	4	8	8		6	6	8			8
					7	9			8	
3		3	9		9			9	8	
2			6					3		

	4			2						
8			8			3	9	9		6
			3		2			9		3
	8	3		9				8	4	4
					2				8	
2	2	5		3		2			8	
				4					6	
3			5					6		6
	3		8	4				8		8
			4	2		8				

2	2	5	3			2		4		
						3			4	4
	4	8	8	4						
	6	8							5	4
2		6	4		3					
6					5			3		3
4			2	2	3			2		
	4		3		3		4		4	4
9										
		3	5						2	1

		5			2			6	3	
		3		2				6		2
				5				9		2
	4	6	6	6	5	5	9	9		
	4	6			5	5	8	8	8	
	5	4				5		8	8	8
5			4	4	1			5		2
7				7			5			5
		5			8		4			4
		3	2				8			

8	8	2				3			3	
8		7				7		5		
8			8	1	8	8		8		
						8		3	3	5
4	4	3	3			5	8			
		6		5	5		7			
	6	2			6			4		4
	4	3				5			7	7
				2		3		7		
5						2	5		7	

			4	6		4		4	4	2
	3	6			6			9		
	5			3	3			9		
		6				2	8	8	4	4
5	2		6	6	4					
										8
	7	3		3				8	2	
4	4	7		7	6	3			3	
	4		7		7					3
	2		9							2

4	4	3	6	6	6	8	8	8	8	8
4	4	3	6	6	6	2	2	8	8	8
2	2	3	7	7	7	7	6	6	6	6
8	8	8	3	3	3	7	7	4	4	6
8	8	6	6	6	6	6	7	4	4	6
8	8	8	6	4	4	4	4	3	3	3
9	9	9	9	8	8	8	8	8	8	8
9	9	9	9	4	4	4	4	2	2	8
9	3	3	3	7	7	7	7	3	3	3
4	4	4	4	7	7	7	4	4	4	4

4	4	4	4	3	3	3	8	8	8	8
3	3	3	6	6	6	6	8	8	8	8
4	4	6	6	8	3	3	3	4	4	4
4	4	8	8	8	8	8	8	8	5	4
5	5	5	5	5	9	9	9	9	5	5
4	4	4	4	9	9	9	9	9	5	5
7	7	7	7	2	2	8	8	8	8	8
7	7	9	9	4	4	4	4	8	8	8
7	9	9	9	2	2	6	6	6	2	2
9	9	9	9	4	4	4	4	6	6	6

4	4	7	7	7	7	9	9	9	2	2
4	4	7	7	9	9	9	9	4	4	3
8	8	8	7	9	9	5	5	4	4	3
8	8	8	8	5	5	5	6	6	6	3
7	7	7	8	4	4	6	6	6	4	4
7	7	7	4	4	7	7	7	7	4	4
4	4	7	3	3	3	7	7	7	2	2
4	4	5	5	5	5	4	4	4	4	1
2	2	5	2	2	7	7	7	3	3	3
4	4	4	4	7	7	7	7	2	2	1

4	4	4	4	6	6	6	6	4	4	4
3	3	3	5	5	4	4	6	5	5	4
4	9	5	5	5	4	4	6	5	5	5
4	9	9	9	9	9	9	9	9	3	3
4	4	2	2	3	3	3	7	7	7	3
2	2	9	4	4	4	4	7	7	7	7
8	8	9	9	9	9	5	5	3	3	3
8	8	9	9	9	9	5	5	5	2	2
8	8	4	4	4	2	2	3	3	3	6
8	8	4	3	3	3	6	6	6	6	6

4	4	2	2	5	5	1	4	4	4	4
4	4	3	3	5	5	5	8	8	8	8
2	2	3	6	6	6	6	8	8	8	8
5	5	5	3	6	6	5	5	5	5	5
7	5	5	3	3	5	3	3	3	4	4
7	7	7	7	7	5	5	5	5	4	4
9	9	9	3	7	2	2	8	8	8	8
9	6	3	3	4	4	4	8	8	8	8
9	6	6	6	6	6	4	7	7	7	4
9	9	9	9	7	7	7	7	4	4	4

8	8	8	8	5	5	5	5	2	2	1
8	8	8	8	5	9	9	7	7	7	2
3	3	3	9	9	9	7	7	7	7	2
9	9	9	9	4	4	4	4	6	6	6
2	2	5	5	5	3	3	1	6	6	6
6	8	8	5	5	3	2	2	9	9	9
6	6	8	8	4	4	4	4	9	9	9
6	6	8	8	7	7	7	7	7	9	9
4	6	8	8	5	5	3	3	7	7	9
4	4	4	5	5	5	3	4	4	4	4

		3	6			8			8	
4				6		2				
2	2	3	7				6			
				3						
	8	6		6			7		4	6
8	8	8	6	4			4			3
	9									
							4		2	8
	3	3	3		7		7			3
			4							4

4			4	3					8	
3				6		6			8	8
		6	6		3		3		4	
4	4			8				8	5	4
				5	9			9		
			4	9		9			5	5
			7		2	8				
	7				4		4	8		
7		9			2		6		2	2
	9			4			4			

								9		2
4	4	7		9		9	9		4	3
			7	9	9		5	4		
			8			5		6		
7	7	7			4				4	
	7				7	7	7	7	4	
	4	7		3			7		2	
4					5	4				
2				2	7	7	7	3	3	
4				7						1

4										
3						4	6	5	5	4
	9			5	4		6			5
	9						9		3	3
4		2				3	7			3
2			4			4	7	7		
8		9			9	5		3		
		9	9					5	2	
						2	3	3		
	8	4	3				6			

	4	2		5	5		4		4	4
	4	3		5	5	5				
	2						8	8	8	
5				6		5				
7		5		3	5	3			4	
7				7						4
		9			2	2	8			8
	6	3							8	
		6		6	6	4			7	
9		9		7				4		

		8								1
8	8	8		5		9	7	7	7	
	3					7		7	7	
9				4			4	6	6	
2			5	5			1		6	6
	8		5	5			2	9	9	9
			8				4	9		9
		8								9
4	6	8			5		3	7	7	
	4								4	

5	5	9	9	9	9	9	9	9	2	2
5	5	6	6	6	6	9	9	6	6	6
3	5	6	6	5	5	3	3	6	6	6
3	3	2	2	5	5	3	8	8	8	8
9	9	9	9	5	2	2	3	3	3	8
2	2	4	9	9	9	9	9	8	8	8
5	5	4	4	4	6	6	6	6	6	6
5	5	5	6	6	2	2	8	8	2	2
6	6	6	6	8	4	4	4	8	8	8
8	8	8	8	8	8	8	4	8	8	8

2	2	4	4	4	4	6	5	5	2	2
4	4	2	2	6	6	6	6	5	5	5
4	4	3	3	6	4	4	1	6	6	6
2	2	5	3	4	4	5	5	6	6	6
5	5	5	5	3	3	5	5	5	2	2
3	3	3	2	2	3	4	4	3	3	3
2	2	7	7	7	7	4	4	2	2	5
3	3	3	2	2	7	3	3	3	5	5
4	2	2	3	3	7	7	2	2	3	5
4	4	4	3	4	4	4	4	3	3	5

4	4	3	3	1	9	9	8	8	2	2
4	4	3	1	9	9	9	8	8	5	5
5	5	5	9	9	9	9	8	8	5	5
2	2	5	5	4	4	4	4	8	8	5
8	8	8	8	8	8	6	6	6	6	6
8	8	4	4	4	4	6	3	3	3	1
5	5	3	3	3	7	7	4	4	4	4
5	5	5	2	2	7	5	5	5	5	5
2	2	7	7	7	7	4	4	3	3	3
6	6	6	6	6	6	4	4	2	2	1

8	7	7	7	7	9	9	9	9	4	4
8	7	7	7	1	9	9	9	9	4	4
8	8	8	2	2	9	4	4	6	6	6
8	8	8	3	3	3	4	4	6	6	6
6	6	6	6	2	2	5	5	8	4	4
4	4	6	6	5	5	5	8	8	8	4
4	4	9	9	9	9	9	8	8	8	4
2	2	4	9	9	9	9	8	3	3	3
7	7	4	4	4	3	3	3	5	5	5
7	7	7	7	7	4	4	4	4	5	5

2	2	1	3	3	3	4	4	4	4	6
4	4	5	5	9	9	6	6	6	6	6
4	4	5	5	5	9	9	9	9	9	9
2	2	6	6	6	6	6	6	2	2	9
4	4	4	5	7	7	7	7	7	7	7
2	2	4	5	5	5	5	4	4	4	4
4	6	6	6	6	9	9	7	7	7	7
4	4	4	6	6	9	9	9	7	7	7
8	8	8	8	3	3	3	9	9	9	9
8	8	8	8	7	7	7	7	7	7	7

3	2	2	7	8	8	8	8	2	9	9
3	3	7	7	8	8	5	5	2	9	9
7	7	7	7	3	8	8	5	5	5	9
4	4	4	4	3	3	6	6	6	9	9
2	2	6	6	2	2	3	6	6	9	9
4	4	6	6	6	3	3	6	5	5	5
4	4	2	2	6	4	2	2	3	5	5
6	6	3	3	3	4	4	4	3	3	1
6	6	4	4	4	6	6	6	6	5	5
6	6	4	3	3	3	6	6	5	5	5

	5	9						9	2	2
5		6					9			
3			6	5			3		6	6
			2			3				8
9				5		2	3			
2	2						9	8		8
			4			6		6		6
		5		6		2	8		2	
				8			4		8	
					8	8				8

2					4	6			2	
4			2			6	6	5		
4		3				4		6	6	
2		5		4	4	5		6		
5					3	5		5	2	2
	3		2			4	4	3		
2	2			7				2		
	3			2		3				
		2		3		7	2			
		4	3			4			3	5

		3	3		9	9		8	2	
	4	3		9	9	9		8	5	
5			9	9	9	9				
	2	5		4					8	
			8							6
	8	4	4	4		6	3			
	5			3		7	4			
	5			2		5			5	5
	2			7			4			
6					6		4		2	1

	7	7	7	7	9	9	9	9		
	7	7	7			9	9	9		4
8			2		9		4	6		6
			3							
6	6			2			5		4	4
		6		5			8			
4		9				9			8	4
2		4	9	9	9				3	
7	7				3				5	5
					4					

		1	3					4		6
4	4		5	9		6		6		
4	4	5		5				9		
2						6		2		9
		4	5	7						7
2				5			4	4		4
	6				9	9		7		
4			6		9		9		7	
8	8					3				9
								7		

3		2	7				8	2		
		7						2		
7			7			8			5	
			4	3	3			6		9
	2			2		3		6	9	
	4	6		6						5
		2	2				2	3	5	5
6	6			3	4		4		3	
								6	5	
6		4	3	3			6			

2	2	3	3	3	9	9	9	2	2	5
8	8	8	8	9	9	1	9	9	5	5
2	2	8	8	8	8	7	9	9	5	5
5	5	5	5	2	2	7	7	7	7	7
2	2	5	3	3	3	8	8	7	8	8
3	3	3	6	6	6	8	8	8	8	3
4	4	6	6	6	4	4	4	4	3	3
4	4	3	2	2	3	3	3	6	6	6
5	5	3	3	4	4	4	4	6	6	6
5	5	5	8	8	8	8	8	8	8	8

6	6	7	7	7	7	4	8	8	8	8
6	6	7	7	7	4	4	8	8	8	8
6	6	5	5	5	4	5	5	5	5	5
2	2	5	5	2	2	3	3	3	9	9
4	4	4	4	1	3	2	2	9	9	9
3	3	3	2	2	3	3	9	9	3	3
5	5	5	5	5	7	2	2	9	9	3
3	3	3	7	7	7	7	6	6	6	6
4	4	4	7	7	8	8	8	8	6	6
4	3	3	3	8	8	8	8	3	3	3

8	8	8	2	2	8	8	8	8	4	4
8	8	8	7	7	8	8	8	8	4	4
8	8	7	7	2	2	7	7	7	7	2
7	7	7	4	4	4	4	7	7	7	2
8	8	3	3	3	6	6	6	6	6	6
8	8	8	6	2	2	4	4	2	2	1
8	6	6	6	6	6	4	4	3	3	3
8	8	9	8	8	8	8	8	8	4	4
9	9	9	8	8	3	3	3	4	4	2
9	9	9	9	9	5	5	5	5	5	2

6	6	6	4	4	4	4	2	2	5	2
6	6	6	7	7	7	5	5	5	5	2
2	4	4	4	4	7	7	7	7	4	4
2	8	8	8	8	3	3	3	4	4	7
8	8	7	8	8	7	7	7	7	7	7
7	7	7	7	6	6	6	6	6	6	9
3	7	7	2	9	9	9	9	9	9	9
3	3	1	2	9	7	7	7	3	3	3
2	2	3	3	3	7	7	8	8	8	8
5	5	5	5	5	7	7	8	8	8	8

4	4	5	5	2	2	4	4	4	4	7
4	4	5	5	5	7	6	6	6	6	7
6	6	9	9	7	7	6	6	4	4	7
6	6	9	9	9	7	7	4	4	7	7
6	6	9	9	9	7	7	2	2	7	7
3	3	3	9	2	2	3	3	3	4	4
4	4	7	7	7	3	8	8	8	4	4
4	4	7	7	3	3	8	8	8	8	8
3	3	3	7	7	5	5	5	6	6	6
2	2	1	3	3	3	5	5	6	6	6

3	3	3	9	9	9	4	4	8	2	2
9	9	9	9	9	9	4	4	8	8	8
2	2	7	7	3	3	5	5	5	8	8
4	4	7	7	3	5	5	3	3	8	8
4	4	7	7	4	4	4	4	3	2	2
3	3	3	7	3	7	7	9	9	9	9
9	9	5	5	3	3	7	7	9	9	9
9	9	9	5	5	5	7	7	7	9	9
9	9	9	7	2	2	5	5	5	5	5
9	2	2	7	7	7	7	7	7	2	2

2		3		3	9	9	9	2		
				9				9	5	
2	2		8			7	9	9		
			5	2						7
	2	5	3			8		7	8	
	3	3								
	4		6	6	4			4	3	3
	4	3	2				3	6		
	5			4				6		
		5	8							8

				7		4		8		8
	6	7	7	7		4			8	
	6	5	5	5	4	5				5
	2	5	5			3	3	3		
				1			2			9
3	3	3		2						3
		5		5	7		2		9	
3						7				6
			7	7				8		
4	3							3		3

			2	2				8		
		8	7		8			8		4
	8			2		7		7	7	2
					4		7			
	8			3	6				6	
			6	2			4	2	2	1
	6			6			4			
	8		8	8	8			8		
	9		8	8	3			4		2
9			9		5				5	

			4				2			
		6	7			5				2
2			4		7					
				8	3				4	
		7			7					
7	7		7	6					6	9
	7		2	9						
		1	2		7		7	3	3	3
2	2					7				
5			5	5		7				8

					2				4	7
	4	5	5	5					6	
	6		9	7		6			4	
	6			9		7	4			
	6					7	2			7
		3			2		3			4
	4	7		7	3		8	8		4
4	4	7	7	3			8			8
				7			5	6		
2	2				3		5			

3								8	2	
9					9	4				
	2	7	7		3					
	4			3	5		3			
4	4	7			4		4		2	2
	3					7				
	9	5			3		7	9		
					5			7		
					2				5	5
	2	2						7	2	

4	4	4	4	7	7	6	6	6	4	4
8	8	8	8	7	7	6	6	6	4	4
8	8	8	8	7	7	7	4	4	5	5
4	4	4	4	6	6	4	4	5	5	5
5	5	5	5	5	6	6	9	9	9	9
3	3	3	4	4	4	6	6	9	9	9
2	2	7	7	7	4	7	7	7	9	9
7	7	7	7	3	3	8	7	7	7	7
3	3	4	4	4	3	8	8	8	4	4
1	3	4	2	2	8	8	8	8	4	4

3	3	3	5	6	6	6	6	6	6	2
5	5	5	5	8	8	8	4	4	4	2
9	9	9	9	3	8	8	4	3	3	3
9	9	9	3	3	8	8	8	1	2	2
3	9	9	7	7	9	9	9	9	9	9
3	3	7	7	7	9	7	7	7	7	7
4	4	8	7	7	9	9	2	2	7	7
4	4	8	8	8	8	8	8	8	2	2
2	2	3	3	3	5	5	5	3	3	3
1	4	4	4	4	5	5	4	4	4	4

4	4	7	7	9	9	9	9	3	8	8
4	4	7	7	9	9	9	3	3	8	8
5	5	7	7	7	9	9	8	8	8	8
5	8	8	8	8	6	6	5	5	5	5
5	5	8	8	8	8	6	6	6	6	5
9	9	9	9	3	3	3	8	8	8	8
3	3	3	9	2	2	5	5	5	5	8
6	2	2	9	9	9	9	5	8	8	8
6	6	6	6	6	3	6	6	6	6	6
4	4	4	4	3	3	4	4	4	4	6

8	8	8	8	3	2	2	9	9	9	9
8	8	8	8	3	3	9	9	9	9	9
4	4	3	3	2	2	7	4	4	4	4
4	4	3	5	5	5	7	7	7	2	2
6	6	6	6	5	5	2	2	7	7	7
6	6	3	1	6	6	6	6	3	3	3
4	4	3	3	9	6	7	7	7	7	7
4	4	9	9	9	6	7	7	6	6	6
3	3	9	9	5	5	5	6	6	5	5
1	3	9	9	9	5	5	6	5	5	5

8	6	6	6	6	6	6	5	3	5	5
8	8	8	8	8	5	5	5	3	3	5
5	5	5	8	8	7	7	5	2	2	5
5	5	6	6	6	7	7	7	7	7	5
6	6	6	2	2	4	4	4	6	6	6
5	5	5	5	5	2	2	4	6	6	6
6	6	6	6	1	9	3	3	3	9	9
3	3	3	6	6	9	9	9	9	9	9
4	4	4	4	7	7	7	7	6	6	6
2	2	3	3	3	7	7	7	6	6	6

7	7	7	7	7	5	5	5	4	4	1
3	3	3	7	7	5	5	4	4	6	6
9	9	9	3	3	3	6	6	6	6	4
9	9	9	9	9	5	5	7	4	4	4
9	8	8	5	5	5	6	7	7	7	7
8	8	3	3	3	6	6	5	5	7	7
8	8	4	4	4	4	6	5	5	5	2
8	8	6	6	2	2	6	6	7	7	2
2	2	6	4	4	3	7	7	7	4	4
6	6	6	4	4	3	3	7	7	4	4

4			4	7	7	6				
		8						6	4	
	8	8	8	7		7		4	5	
			4			4		5		5
				5						
		3			4	6	6	9		
	2	7		7		7		7		
		7	7	3		8	7		7	7
3	3								4	
	3	4	2						4	

3				6					6	2
5						8	4			
9								3	3	3
	9	9	3	3	8			1		
3		9		7						9
3	3		7						7	
		8				9		2		7
4						8				2
2		3	3		5					3
1					5					4

	4						9			
4	4		7	9		9	3		8	
		7		7	9	9	8			8
	8									
	5	8			8				6	5
9				3		3			8	8
		3		2		5			5	
	2	2					5		8	
6										6
	4			3		4			4	

			8	3		2	9			
									9	9
4	4		3		2		4			4
			5		5				2	
6							2	7	7	
6	6	3		6			6	3		
	4	3	3				7			7
		9			6	7				6
3	3				5				5	
	3			9	5		6	5	5	

8	6	6							5	
			8		5				3	
		5	8	8	7		5	2		5
				6		7			7	
6				2	4					6
5					2	2	4			
6								3	9	9
		3	6	6	9		9			9
4		4			7			6		
2		3						6		

7					5					
3					5	5	4			
9	9		3			6				4
	9		9	9				4	4	
		8			5					
				3	6			5	7	7
		4			4				5	2
8	8			2			6		7	
2					3					
6			4			3		7	4	

5	5	5	5	5	3	3	3	2	2	4
8	8	8	8	8	8	8	8	4	4	4
2	2	3	3	3	7	7	7	7	7	7
9	9	5	5	5	5	7	5	5	4	4
9	9	9	9	9	5	3	5	5	5	4
7	7	7	7	9	9	3	3	2	2	4
7	7	7	8	8	1	4	4	4	4	5
8	8	8	8	8	8	3	3	3	5	5
6	6	6	4	4	4	6	6	6	5	5
6	6	6	2	2	4	6	6	6	2	2

3	5	5	5	3	3	3	5	5	5	8
3	3	5	5	6	6	5	5	8	8	8
4	4	4	6	6	6	6	2	2	8	8
4	5	5	4	4	4	5	5	5	5	8
5	5	5	4	2	2	5	3	3	3	8
9	9	8	8	8	8	3	4	4	4	4
9	9	8	8	8	8	3	3	7	7	7
9	9	9	9	6	6	9	7	7	7	7
9	6	6	6	6	9	9	9	9	4	4
3	3	3	9	9	9	2	2	9	4	4

9	9	9	4	4	4	4	6	6	2	2
9	9	9	3	6	6	6	6	3	3	3
9	9	9	3	3	4	4	4	4	6	6
5	5	5	5	5	3	3	6	6	6	6
2	2	3	4	4	3	8	8	8	8	8
4	4	3	4	7	7	8	8	8	7	7
4	4	3	4	7	7	4	4	4	7	7
5	5	5	7	7	7	2	2	4	7	7
5	3	3	3	1	2	4	4	5	5	7
5	4	4	4	4	2	4	4	5	5	5

7	7	7	8	2	2	5	5	5	5	2
7	7	8	8	3	3	3	2	2	5	2
7	7	8	8	8	5	5	5	5	3	3
2	2	8	4	8	5	2	2	8	8	3
3	3	3	4	4	4	3	3	3	8	8
4	7	7	7	7	7	7	7	8	8	8
4	4	4	3	3	3	6	6	6	6	8
3	3	3	6	6	2	2	3	6	6	4
6	6	6	6	4	5	3	3	4	4	4
2	2	4	4	4	5	5	5	5	2	2

2	2	5	2	2	4	4	4	4	8	8
5	5	5	7	7	7	3	3	3	8	8
5	7	7	7	7	6	6	8	8	8	8
2	3	8	8	8	8	6	6	6	6	4
2	3	3	8	8	3	3	3	4	4	4
4	4	4	7	8	8	5	5	5	5	5
2	2	4	7	7	4	4	8	8	8	8
4	4	7	7	7	4	4	8	8	8	8
4	4	2	2	7	5	5	4	4	3	3
2	2	3	3	3	5	5	5	4	4	3

4	4	9	9	9	9	5	8	8	8	2
4	4	9	9	9	9	5	8	8	8	2
3	3	9	6	6	6	5	5	5	8	8
3	5	2	2	9	6	4	4	4	4	5
5	5	9	9	9	6	6	5	5	5	5
5	3	3	3	9	9	9	9	9	3	2
5	7	7	7	7	7	7	7	3	3	2
3	9	9	9	9	9	6	4	4	4	4
3	3	9	9	9	9	6	6	6	6	6
4	4	4	4	5	5	5	5	5	2	2

				5			3	2	2	
							8		4	
	2	3								7
9	9	5				7	5			
9					5				5	
			7		9		3		2	4
7			8	8		4			4	
8				8	8	3				
6					4	6	6			5
				2	4					2

3	5			3		3			5	
			5					8	8	8
4						6	2			
	5				4					
5					2	5	3			
9	9		8		8	3	4			
	9	8					3	7	7	
			9		6				7	7
	6			6						
3		3					2	9		4

						4	6		2	2
									3	
		9		3	4	4		4	6	
5				5	3		6	6		
2						8	8			
4				7	7	8		8	7	
	4	3	4	7	7	4				
	5		7				2	4		
			3	1		4	4			7
				4		4	4			5

			8	2						2
		8		3				2	5	
	7							5	3	
	2	8	4	8			2		8	
	3							3		
4	7						7			
					3	6			6	
3			6	6	2	2	3			4
6				4				4		
2							5		2	

	2	5		2	4					
						3				
5	7				6		8	8	8	8
2	3	8							6	4
		3				3				
				8		5	5			5
	2	4		7			8	8		
	4	7			4		8		8	
		2		7	5		4		3	3
	2		3						4	

	4			9		5	8		8	2
4	4	9		9	9					
							5	5		
3	5	2		9					4	
		9				6			5	
			3				9	9	3	2
					7					
	9		9	9	9					4
3		9		9	9					6
4			4				5			2

6	6	6	6	6	6	3	3	3	2	2
3	3	3	4	4	4	4	2	2	5	5
2	2	5	5	5	5	5	3	3	3	5
6	6	6	6	7	7	7	7	7	5	5
2	2	6	6	7	7	3	3	3	6	2
9	9	9	9	9	9	9	5	6	6	2
4	4	9	9	5	5	5	5	6	6	6
4	6	6	6	6	9	9	9	9	4	4
4	6	6	4	4	9	9	9	9	4	4
3	3	3	4	4	9	5	5	5	5	5

1	2	2	4	4	4	4	2	2	5	4
3	3	3	9	9	9	5	5	5	5	4
4	4	9	9	9	9	3	3	3	4	4
4	4	3	5	5	9	9	2	8	8	8
2	2	3	3	5	5	5	2	8	8	8
4	4	4	6	6	6	3	8	8	5	5
2	2	4	6	6	6	3	3	5	5	5
8	8	8	8	8	8	2	2	7	7	7
6	6	2	2	8	8	4	4	2	2	7
6	6	6	6	2	2	4	4	7	7	7

4	4	4	2	2	5	5	6	5	5	5
2	2	4	5	5	5	6	6	5	4	4
4	4	9	9	9	9	6	6	5	4	4
4	4	5	5	9	9	6	8	8	8	8
6	6	6	5	9	9	8	8	4	8	8
6	6	6	5	5	9	2	2	4	4	4
4	4	4	4	2	2	5	5	3	3	3
2	2	3	3	3	8	8	5	5	5	2
6	6	6	6	8	8	8	7	7	7	2
2	2	6	6	8	8	8	7	7	7	7

8	8	8	8	7	7	7	7	7	2	2
5	5	3	8	8	5	5	7	7	4	4
5	5	3	3	8	8	5	5	5	4	4
5	2	2	6	6	6	6	6	6	8	8
4	4	4	4	2	2	4	4	8	8	8
2	2	7	7	7	7	4	4	8	8	8
5	5	7	7	7	3	6	6	6	6	3
5	8	8	8	8	3	3	6	6	3	3
5	8	8	8	8	5	5	5	5	2	2
5	4	4	4	4	5	2	2	3	3	3

8	8	6	6	6	6	3	3	3	8	8
7	8	8	8	8	6	6	2	2	8	8
7	7	7	8	8	2	2	8	8	8	8
7	7	7	6	6	6	6	7	7	7	7
2	2	8	6	6	5	5	5	5	5	7
7	7	8	8	8	8	8	8	8	7	7
7	6	6	6	6	6	3	3	3	5	5
7	7	7	7	4	6	2	2	5	5	5
2	2	4	4	4	3	3	3	4	4	2
8	8	8	8	8	8	8	8	4	4	2

2	2	4	4	4	4	7	7	3	3	3
9	9	9	3	3	3	7	7	7	7	7
9	9	5	5	5	5	5	4	4	4	4
9	9	9	9	7	7	7	7	5	5	5
4	4	4	4	6	6	6	7	7	5	5
8	8	8	8	6	6	6	7	3	3	3
8	8	8	8	3	3	3	5	5	5	5
2	2	7	7	2	2	6	6	6	6	5
4	4	7	7	7	7	7	6	6	9	2
4	4	9	9	9	9	9	9	9	9	2

		6				3			2	
		3	4					2		5
	2	5				5			3	
	6							7		
2		6	6	7	7			3		2
9										2
		9	9	5		5	5	6		
						9			4	4
4	6	6	4	4				9	4	
	3		4	4		5				5

1	2		4			4	2			
			9						5	
4	4	9	9	9				3	4	
4	4		5			9				8
2			3			5	2		8	
4			6				8		5	
2					6		3	5		
8					8		2	7		
	6	2					4	2		
6				2				7		

		4	2			5				5
	2		5						4	
		9					6	5	4	
4	4			9		6				
				9					8	8
		6		5	9		2			4
4			4	2		5				3
2			3		8				5	2
	6		6	8					7	
2						8	7			

		8		7						2
	5	3			5					4
	5					5	5	5		4
5		2	6				6			8
4					2			8		
2		7			7	4		8		
				7	3	6				3
	8	8	8	8		3	6		3	
	8	8	8	8			5			2
5		4					2	3		

8	8			6		3				
	8		8	8			2		8	
		7	8	8	2					
			6		6		7			
2	2			6	5			5	5	
		8				8			7	
		6				3	3	3		
7		7	7	4			2		5	
	2	4					3		4	2
							8			2

2					4	7	7	3		
9					3	7				
	9	5			5		4			
				7				5		
4	4		4		6	6			5	5
			8	6			7			3
			8	3		3	5			5
2	2		7	2			6			
	4					7			9	
	4			9				9		2

2	2	7	7	3	1	3	3	3	8	8
7	7	7	7	3	3	7	7	7	8	8
7	8	8	2	2	4	4	7	7	8	8
8	8	3	3	3	4	4	7	7	8	8
8	8	8	8	1	9	9	9	9	2	2
2	2	5	5	2	2	7	7	9	9	9
5	5	5	3	3	3	7	7	7	9	9
2	2	7	7	4	4	4	7	7	2	2
7	7	7	7	4	2	2	4	4	4	4
7	5	5	5	5	5	3	3	3	2	2

3	5	5	5	6	6	5	5	5	2	2
3	3	5	5	6	6	5	5	8	8	8
2	2	8	8	6	6	8	8	8	8	8
4	5	8	8	8	8	9	9	2	2	9
4	5	5	5	5	8	8	9	9	9	9
4	4	6	6	2	2	3	3	3	9	9
6	6	6	6	4	4	5	5	5	2	2
9	9	9	9	4	4	5	5	7	7	7
9	9	9	9	9	6	6	6	2	2	7
3	3	3	2	2	6	6	6	7	7	7

2	2	5	5	5	5	5	8	8	8	8
4	4	4	4	8	8	8	8	5	5	5
2	2	6	6	6	6	6	6	9	9	5
3	3	3	9	9	9	9	9	9	9	5
2	9	9	3	3	3	8	8	8	8	8
2	9	9	9	4	4	4	4	8	8	8
9	9	9	9	3	3	3	8	2	2	3
2	2	5	5	5	5	5	8	8	3	3
7	7	7	7	7	7	3	3	8	2	2
7	5	5	5	5	5	3	8	8	8	8

4	4	6	6	6	2	2	3	3	3	5
4	4	3	6	6	6	4	4	4	4	5
5	5	3	3	4	4	9	3	5	5	5
5	5	5	8	4	4	9	3	3	4	4
8	8	8	8	9	9	9	6	6	4	4
8	8	8	9	9	9	9	6	6	6	6
4	4	3	3	3	4	4	4	4	2	2
4	4	5	5	5	5	5	8	8	8	8
7	7	7	7	7	9	9	8	8	8	8
7	7	2	2	9	9	9	9	9	9	9

4	4	9	9	9	9	9	9	4	4	3
4	4	9	9	9	6	6	4	4	3	3
2	2	6	6	6	6	3	3	3	4	4
7	7	7	2	2	9	9	5	5	4	4
7	7	7	7	9	9	9	5	5	5	2
4	2	2	3	3	3	9	9	9	6	2
4	4	4	2	2	4	2	2	9	6	6
2	2	3	3	3	4	4	4	6	6	6
3	3	5	5	5	2	2	5	5	5	5
3	5	5	4	4	4	4	5	3	3	3

3	3	3	4	4	4	4	9	4	4	4
7	7	7	7	7	7	7	9	9	9	4
8	8	8	8	8	8	9	9	5	5	5
8	8	4	4	4	4	9	9	4	4	5
3	3	3	5	7	7	7	9	4	4	5
8	8	5	5	5	5	7	7	7	7	3
8	3	3	4	6	6	6	2	2	3	3
8	3	1	4	4	4	6	6	6	4	4
8	8	2	2	5	5	5	5	5	4	4
8	8	4	4	4	4	2	2	1	2	2

2		7	7		1	3				
			7			7		7	8	8
7	8	8	2	2	4	4		7	8	
	8					4		7	8	
8	8	8	8	1					2	
	2						7			
5			3		3	7		7	9	9
2	2							7	2	
			7	4	2		4	4		
			5				3		2	

3	5							5	2	
		5	5	6	6	5	5		8	
2				6	6				8	
					8	9			2	9
	5			5						
	4	6	6		2			3	9	9
6		6	6		4		5	5		2
	9	9	9	4	4	5		7		
						6		2		
3	3	3	2					7		

	2		5							
			4	8				5		
	2		6					9	9	
3	3	3	9						9	
2	9		3				8			
				4			4			
				3			8	2	2	
2		5	5							3
7		7			7		3		2	
7			5							8

	4			6	2		3			
4		3					4			
5			3	4		9		5		5
	5		8			9	3			
8	8			9	9		6	6	4	
	8		9							6
	4		3		4			4		2
	4	5			5	5				8
				7	9		8	8	8	8
	7	2								

	4			9					4	3
	4		9	9		6	4			
2	2		6			3				4
	7		2	2	9		5		4	
				9			5	5		
4	2	2	3						6	2
			2		4	2				
	2			3				6		
	3			5	2					5
	5			4			5		3	

	3				4				4	
7			7	7	7	7			9	
8					8			5		5
					4		9	4	4	
	3		5							
	8				5	7			7	3
	3	3	4	6				2		
	3				4			6	4	4
		2	2	5			5		4	4
8	8		4					1		

3	4	4	4	4	9	9	9	2	2	4
3	3	5	5	3	9	9	9	4	4	4
5	5	5	3	3	9	9	9	6	6	6
2	2	7	7	7	7	4	4	6	6	6
5	5	5	7	7	7	9	4	4	3	3
5	4	4	4	4	9	9	9	9	3	2
5	9	9	9	2	2	8	8	9	9	2
9	9	9	3	3	3	8	8	8	9	9
9	9	9	7	7	7	2	2	8	8	8
7	7	7	7	4	4	4	4	3	3	3

4	4	7	7	7	7	7	5	5	5	5
4	4	7	7	2	2	8	7	7	7	5
2	2	9	3	3	3	8	8	8	7	7
4	4	9	9	9	4	4	8	8	7	7
4	4	9	9	9	4	4	8	2	2	1
3	3	3	9	9	2	2	8	3	3	3
8	8	8	4	4	3	1	4	4	5	5
8	8	8	4	4	3	3	4	4	5	5
8	8	3	5	5	5	5	5	3	3	5
2	2	3	3	4	4	4	4	3	2	2

6	6	6	6	6	2	2	4	4	4	4
5	5	3	6	5	5	5	7	7	7	2
5	5	3	3	5	5	7	7	7	7	2
3	5	2	2	3	3	3	4	4	4	4
3	3	8	8	4	4	4	3	3	2	2
4	4	8	8	4	2	2	3	6	6	6
5	4	4	8	8	8	8	6	6	6	2
5	5	6	4	4	4	4	3	3	3	2
5	5	6	6	2	2	5	5	5	4	4
6	6	6	4	4	4	4	5	5	4	4

2	2	5	3	3	3	6	6	6	2	2
4	4	5	5	2	6	6	6	3	3	3
4	4	5	5	2	9	9	9	9	2	2
3	3	3	7	9	9	9	9	9	5	6
4	4	7	7	3	3	3	5	5	5	6
4	4	7	4	4	7	7	5	4	4	6
7	7	7	4	4	7	7	4	4	6	6
5	5	5	7	7	7	5	5	5	6	4
5	5	3	3	3	9	9	9	5	5	4
9	9	9	9	9	9	3	3	3	4	4

2	2	4	4	4	4	2	2	5	5	5
8	8	8	8	6	6	6	6	6	5	5
8	8	8	8	6	7	7	3	3	3	1
4	4	4	4	7	7	4	4	4	4	6
3	3	3	6	7	7	7	6	6	6	6
4	2	2	6	6	6	8	8	6	4	4
4	4	4	2	2	6	6	8	8	4	4
7	7	7	7	8	8	8	8	6	6	6
2	2	4	7	7	7	2	2	6	6	6
4	4	4	5	5	5	5	5	3	3	3

2	2	3	3	3	4	4	3	3	3	4
6	6	2	2	4	4	6	6	6	6	4
6	6	3	8	8	8	8	8	6	6	4
6	6	3	3	6	6	6	8	8	8	4
4	4	4	4	6	6	6	5	5	3	3
8	8	8	8	8	8	8	5	5	5	3
7	7	7	2	2	8	2	2	4	4	1
7	7	7	7	5	5	5	5	5	4	4
9	9	9	3	3	3	7	7	7	3	3
9	9	9	9	9	9	7	7	7	7	3

			4			9		2		
3	3		5					4		
5			3		9			6		6
2		7				4			6	
			7	7	7		4	4		
5	4	4		4		9			3	2
		9		2		8	8			
	9		3			8				
9		9				2				
7				4				3		

						7	5			
	4	7			2	8	7			
	2	9			3			8		
	4		9	9	4	4		8		
		9	9		4	4		2	2	1
3		3	9							
		8	4			1		4	5	5
				4		3	4		5	
8			5			5			3	5
2			3	4					2	

		6		6	2		4	4	4	
	5		6			5				2
		3			5		7			2
	5	2		3			4	4	4	
	3	8		4		4		3		2
4				4	2			6		
	4	4	8							2
		6	4				3		3	
5			6	2					4	
6				4			5		4	

	2				3					2
	4						6		3	
	4	5	5	2	9	9	9	9	2	
		3	7					9	5	6
	4			3		3				
			4			7			4	
7	7			4	7	7				
			7			5				4
	5		3	3		9	9			
								3		

2					4		2	5		5
8			8				6		5	
8						7	3		3	
4		4	4				4	4		6
		3		7			6			6
		2	6					6		4
		4	2		6	6		8	4	
	7			8					6	
2	2					2			6	6
		4	5							3

2		3	3			4	3			
6			2			6				4
	6	3	8			8		6		
6	6					6	8			
		4		6			5	5	3	
8		8				8	5			
7			2				2	4		
7				5			5		4	4
9		9	3		3	7	7		3	
	9					7				3

2	2	3	3	3	6	6	6	6	2	2
5	5	5	2	2	6	6	8	8	4	4
5	5	7	7	8	8	8	8	8	8	4
3	3	3	7	7	7	7	7	2	2	4
7	7	4	4	4	4	5	5	5	5	5
7	7	7	3	3	6	6	6	6	4	4
2	2	7	7	3	6	6	5	5	1	4
4	4	4	4	7	7	7	5	5	5	4
2	2	6	6	7	7	7	7	3	3	3
6	6	6	6	4	4	4	4	2	2	1

9	9	9	9	9	9	9	9	3	3	3
6	6	6	6	9	3	3	3	4	4	4
4	2	2	6	4	4	4	4	1	3	4
4	4	4	6	9	9	9	9	2	3	3
7	7	7	9	9	9	9	9	2	4	4
7	7	7	7	4	4	4	4	3	4	4
5	5	5	5	5	2	2	3	3	2	2
3	3	3	8	8	6	6	6	6	6	6
2	2	8	8	6	2	2	4	4	4	4
8	8	8	8	6	6	6	6	6	2	2

3	3	3	2	2	5	5	5	3	3	3
6	6	6	6	6	6	5	5	4	2	2
5	5	5	5	5	3	3	3	4	4	4
7	4	4	4	4	8	8	8	8	2	2
7	7	7	7	8	8	8	8	3	3	3
4	4	7	7	4	4	4	4	7	8	8
4	4	3	3	3	7	7	7	7	8	8
2	2	1	2	2	7	7	6	6	8	8
1	3	3	3	5	3	3	3	6	8	8
4	4	4	4	5	5	5	5	6	6	6

2	3	3	4	4	4	9	9	9	9	9
2	3	6	4	3	3	3	9	9	9	9
6	6	6	6	2	2	6	6	6	5	5
6	4	4	4	4	6	6	6	5	5	5
2	2	1	5	5	4	4	4	4	3	3
3	3	3	5	5	5	6	6	6	6	3
4	4	6	6	6	9	9	9	9	6	6
4	4	6	6	6	3	3	3	9	2	2
8	8	8	8	5	5	5	9	9	9	9
8	8	8	8	5	5	2	2	3	3	3

4	4	3	6	6	6	9	9	9	9	9
4	4	3	3	6	6	6	9	9	9	9
2	2	4	4	3	3	3	4	4	4	1
3	3	3	4	4	2	2	4	2	2	4
5	5	5	5	5	3	3	3	4	4	4
4	4	7	7	4	4	4	8	8	8	8
4	4	7	7	7	7	4	8	8	8	8
2	2	7	2	2	5	5	5	7	7	7
3	3	3	7	7	7	5	5	7	2	2
7	7	7	7	4	4	4	4	7	7	7

3	3	3	9	9	9	9	9	7	7	7
5	5	5	3	3	3	9	9	7	7	7
5	5	8	8	8	8	9	9	7	4	4
2	6	6	8	8	8	8	5	5	4	4
2	6	6	6	6	5	5	5	3	3	3
4	4	5	5	5	4	4	4	4	2	2
4	4	2	2	5	5	2	2	3	3	3
2	2	4	4	4	4	5	5	5	5	5
5	5	5	5	3	3	3	4	4	4	4
5	4	4	4	4	6	6	6	6	6	6

2				3						2
5				2	6	6	8			
	5				8			8	8	
3		3					7	2		4
7				4						5
7			3	3				6	4	4
	2			3		6	5	5		
4			4			7	5	5	5	4
2	2		6	7	7	7				
				4					2	1

9									3	
	6			9			3		4	4
4	2			4			4	1		4
		4		9			9	2		
7			9		9	9			4	
	7		7	4					4	4
		5			2			3		2
3		3				6				6
2						2				4
8			8					6	2	

		3	2		5			3		
					6		5		2	2
				5	3	3	3			4
7				4					2	
	7		7	8		8	8	3		
4	4	7	7				4	7	8	8
4	4				7					
		1			7	7		6	8	
	3	3	3		3	3			8	8
			4				5			

2		3								
		6	4	3		3	9		9	
6			6		2				5	
6	4			4			6	5		
	2	1		5	4			4	3	
					5			6	6	
4	4		6	6					6	
	4	6	6	6	3		3		2	
	8	8	8	5		5				9
	8	8					2	3		

				6		9		9	9	9
	4	3	3				9	9	9	
	2		4	3		3				1
		3				2		2	2	
5	5		5	5	3			4	4	4
		7		4						
4						4				8
2		7	2				5			7
3			7		7	5				2
7							4			7

3		3					9	7		
			3		3				7	7
5	5	8				9		7		
2	6	6	8					5		4
			6		5	5				3
	4			5		4				2
4			2	5	5	2				3
2		4		4		5				5
				3						4
5		4		4	6					6

5	2	2	3	3	3	5	5	5	5	5
5	5	5	5	2	2	6	6	8	8	8
8	8	8	8	6	6	6	6	8	8	8
8	8	8	5	5	5	4	4	4	4	8
2	2	8	5	5	3	3	3	2	2	8
3	3	3	9	9	9	9	9	3	3	2
9	9	9	9	5	5	5	5	5	3	2
3	3	3	2	2	3	3	3	2	2	4
4	4	4	3	1	4	4	5	4	4	4
2	2	4	3	3	4	4	5	5	5	5

2	2	7	2	2	9	9	7	7	8	8
7	7	7	7	7	9	7	7	7	8	8
7	6	6	9	9	9	7	8	8	8	8
6	6	6	9	9	9	7	3	3	3	6
2	2	6	4	4	4	4	6	6	6	6
3	3	3	8	8	3	3	3	6	2	2
6	2	2	8	8	8	8	8	8	3	3
6	6	6	6	4	4	7	7	7	7	3
4	4	3	6	4	4	7	5	5	5	2
4	4	3	3	2	2	7	7	5	5	2

3	3	3	5	2	2	5	5	5	5	5
5	5	5	5	7	7	7	7	7	7	7
4	4	3	3	6	6	5	5	5	5	5
4	4	3	9	9	6	6	6	6	3	3
3	3	9	9	9	3	4	4	4	4	3
3	5	5	9	9	3	3	8	8	8	8
5	5	5	9	9	7	4	4	2	8	8
2	4	4	4	4	7	4	4	2	8	8
2	6	3	3	3	7	7	7	3	3	3
6	6	6	6	6	7	7	4	4	4	4

5	5	3	9	9	9	9	9	9	6	6
5	3	3	9	9	3	3	3	9	6	6
5	5	2	2	5	5	5	5	5	6	6
4	4	5	5	1	4	4	4	4	2	2
4	4	5	3	3	3	5	3	3	3	1
2	5	5	2	2	5	5	4	4	4	4
2	3	9	9	9	5	5	3	3	3	7
3	3	4	4	9	9	9	9	9	9	7
2	2	4	4	6	6	6	4	4	7	7
3	3	3	6	6	6	4	4	7	7	7

8	8	8	8	8	5	5	5	5	5	2
4	4	4	4	8	8	8	3	3	3	2
3	3	3	5	5	5	5	9	9	9	9
2	2	4	5	2	2	9	9	9	9	9
4	4	4	3	3	3	7	7	7	7	7
3	3	3	8	8	8	8	7	7	2	2
2	2	8	8	8	8	6	6	6	6	6
3	3	3	7	7	7	7	7	2	2	6
2	2	1	7	7	3	3	3	5	4	4
3	3	3	2	2	5	5	5	5	4	4

4	4	5	5	5	5	5	1	4	4	4
4	4	6	6	6	3	3	3	7	7	4
6	6	6	8	8	5	5	5	5	7	7
8	8	8	8	8	5	9	9	7	7	7
2	2	8	2	6	9	9	9	3	3	3
3	3	3	2	6	6	5	9	9	7	7
2	2	8	6	6	6	5	9	9	7	7
5	5	8	8	8	8	5	5	5	7	7
5	5	5	6	6	8	8	8	2	2	7
6	6	6	6	4	4	4	4	3	3	3

		2	3			5				5
			5	2				8		
	8		8	6				8	8	
			5			4			4	
2	2						3		2	8
		3					9		3	
	9							5		2
	3	3					3	2		
4		4		1	4	4	5	4		
2		4								

2		7	2			9		7		
	7			7	9			7		
7				9				8		
			9	9	9	7	3		3	6
	2	6		4						
		3	8	8	3			6	2	
		2						8	3	
6								7		
	4	3	6	4	4	7	5	5	5	2
4				2				5		

	3		5		2		5			
5	5						7		7	7
	4		3						5	
			9	9				6	3	
	3	9		9		4			4	
	5			9	3		8			8
		5	9		7		4	2	8	
2	4				7	4				8
	6	3				7				3
										4

5		3	9	9	9	9	9	9		
	3		9	9		3	3	9		
		2							6	6
4	4	5	5	1	4	4	4	4	2	
		5				5	3			
2		5	2	2	5	5	4			4
			9		5			3		7
	3		4						9	
	2		4			6	4		7	
		3						7		

8		8		8					5	
			4	8					3	2
	3		5					9	9	
	2	4		2	2					
	4				3	7	7		7	7
3		3	8	8		8		7	2	
2				8	8	6				
					7		7	2		
2	2	1		7		3		5	4	
				2	5					

		5		5				4		4
	4			6	3		3			4
			8	8				5		
	8				5		9			7
	2	8			9					3
	3		2		6	5		9	7	7
2		8	6		6		9			
5										
5								2		
6				4				3		

8	8	9	9	9	9	9	9	9	9	2
8	8	9	3	5	7	7	7	7	7	2
8	8	3	3	5	5	7	7	8	8	8
8	7	2	2	5	5	6	6	8	8	8
8	7	7	6	6	6	6	3	4	4	8
4	4	7	7	7	7	3	3	4	4	8
4	4	3	3	3	4	4	5	5	5	5
5	5	5	5	5	4	4	5	2	2	4
3	3	3	9	9	9	2	2	3	3	4
2	2	9	9	9	9	9	9	3	4	4

6	6	6	5	5	9	2	2	4	4	4
6	6	6	5	5	9	9	9	2	2	4
4	4	4	4	5	9	5	5	5	3	2
2	2	9	9	9	9	5	5	3	3	2
5	5	5	5	3	3	3	4	4	4	4
5	3	3	3	4	7	7	5	5	5	5
6	6	6	6	4	4	7	5	4	4	4
3	3	3	6	6	4	7	7	7	7	4
4	4	9	9	9	9	9	9	9	8	8
4	4	9	9	8	8	8	8	8	8	1

8	8	5	3	3	3	5	5	5	5	5
8	5	5	5	5	7	7	7	7	8	8
8	4	4	3	3	5	7	7	7	8	8
8	4	4	3	5	5	9	8	8	8	8
8	8	8	5	5	9	9	6	6	6	6
5	9	9	9	9	9	9	6	6	3	3
5	5	5	5	8	8	8	8	8	8	3
3	3	7	7	7	3	5	5	8	8	6
3	7	7	7	7	3	3	5	5	5	6
5	5	5	5	5	2	2	6	6	6	6

4	4	3	3	2	2	5	9	3	3	3
4	4	3	5	5	5	5	9	9	9	2
5	5	5	4	2	2	9	9	9	9	2
3	5	5	4	4	4	9	7	5	5	5
3	3	4	7	7	7	7	7	7	5	5
4	4	4	6	6	6	6	6	9	2	2
5	5	5	6	9	9	9	9	9	9	9
5	5	7	5	5	5	5	5	2	2	9
4	4	7	7	7	7	7	4	3	3	3
4	4	2	2	7	4	4	4	2	2	1

3	3	3	4	4	4	4	8	8	8	8
2	2	6	6	6	6	6	6	8	8	8
7	7	7	9	9	9	9	9	2	2	8
5	7	7	2	2	9	9	4	4	4	4
5	7	7	4	4	9	9	7	7	7	7
5	5	5	4	4	2	2	7	7	7	8
7	7	7	2	2	3	3	3	2	2	8
7	7	7	7	3	5	5	5	5	8	8
9	9	9	9	3	3	2	2	5	8	8
9	9	9	9	9	1	3	3	3	8	8

4	4	4	4	2	2	4	4	4	4	5
5	5	5	5	5	7	7	5	5	5	5
8	8	8	8	7	7	7	7	7	3	3
8	8	8	8	2	2	5	5	5	5	3
7	7	7	7	3	3	3	5	8	8	8
7	7	7	4	4	2	2	8	8	8	8
3	2	2	4	4	3	3	2	2	8	6
3	3	7	9	9	3	6	6	6	6	6
4	4	7	7	9	9	9	9	9	9	5
4	4	7	7	7	7	9	5	5	5	5

	8									
		9	3		7		7			2
		3			5	7		8	8	
	7		2				6	8	8	
	7	7	6	6			3	4		
4				7					4	8
				3						5
5				5	4		5	2		
3		3		9		2	2			
2								3	4	

	6	6	5				2			
6			5				9	2		4
4				5				5		
2		9					5	3		2
					3			4		
5	3			4	7		5			
6					4		5	4		
3			6	6	4					
					9				8	8
4	4	9		8						

8	8	5			3					5
				5			7	7		
		4			5		7	7		8
8		4	3			9			8	8
		8		5	9					6
5			9			9		6		3
5		5	5						8	
	3	7						8	8	
				7		3			5	
	5	5		5		2				6

	4		3	2			9	3		
	4					5		9	9	2
					2			9	9	
	5				4	9	7			
	3	4						7	5	
				6	6		6	9	2	
		5	6	9						
		7	5					2	2	
4	4		7	7		7				
			2	7		4			2	1

3					4				8	
2	2	6					6		8	
							9	2	2	
5			2	2			4	4		4
		7	4		9				7	
		5			2		7			8
7		7	2	2			3	2	2	
7	7		7				5	5		
9		9	9			2	2	5		8
9	9	9	9	9	1					8

4					2	4			4	
5				5	7		5			
		8		7				7	3	
8	8	8	8	2		5			5	
				3			5			
		7			2	2	8			
3		2	4	4		3	2			6
		7					6		6	
4			7						9	
		7			7	9			5	

4	4	2	2	1	4	5	5	5	5	5
4	4	3	3	3	4	2	2	3	3	3
2	2	5	5	4	4	5	5	5	5	5
6	6	6	5	5	5	9	9	9	9	9
9	6	6	6	3	3	3	9	9	9	9
9	2	2	9	5	5	5	5	5	4	4
9	9	9	9	3	3	3	7	7	4	4
9	5	5	5	5	5	7	7	7	2	2
9	6	6	6	6	6	6	7	7	4	4
3	3	3	4	4	4	4	2	2	4	4

8	8	9	9	9	9	9	4	4	4	4
8	8	9	9	9	5	5	6	6	3	3
8	8	2	2	9	5	5	5	6	6	3
8	8	7	7	7	3	3	3	6	6	7
2	2	7	7	4	4	4	4	7	7	7
3	3	3	7	7	3	6	6	7	7	7
4	4	4	5	5	3	3	6	6	2	2
4	2	2	5	5	5	4	4	6	6	5
3	3	3	4	3	3	3	4	4	5	5
1	2	2	4	4	4	1	2	2	5	5

9	9	9	9	9	9	9	9	9	7	7
2	2	3	3	3	6	7	7	7	7	7
4	4	4	4	2	6	6	4	4	5	5
3	3	3	1	2	6	6	4	5	5	5
4	4	5	5	1	6	2	4	8	8	8
4	4	3	5	5	5	2	8	8	8	8
2	2	3	3	2	2	4	4	4	4	8
9	9	9	9	9	5	5	5	3	3	3
9	9	4	4	4	2	2	5	5	4	4
9	9	4	2	2	1	3	3	3	4	4

5	5	5	5	5	3	3	3	4	4	4
6	6	6	6	7	2	2	9	9	9	4
4	4	6	6	7	7	7	9	9	9	9
4	4	7	7	7	4	4	4	4	9	9
9	9	9	9	9	9	7	7	7	7	7
9	9	9	3	5	5	7	7	3	3	3
6	6	6	3	3	5	5	5	2	4	4
3	6	6	6	2	2	7	7	2	4	4
3	2	4	4	4	4	7	7	7	7	7
3	2	9	9	9	9	9	9	9	9	9

9	9	9	5	6	6	6	6	3	3	3
9	9	9	5	5	5	5	6	6	4	4
9	9	9	4	4	7	7	7	7	4	4
7	7	7	7	4	4	2	2	7	7	7
7	7	7	3	3	3	6	4	4	4	4
4	4	4	5	7	7	6	6	6	6	6
4	3	5	5	7	7	7	7	2	2	4
3	3	5	5	4	4	4	7	4	4	4
2	2	6	6	6	6	4	5	3	3	3
5	5	5	5	5	6	6	5	5	5	5

3	3	3	4	4	8	8	8	8	4	4
2	2	6	4	4	8	8	8	8	4	4
4	4	6	6	6	6	6	9	9	9	9
4	4	5	5	5	5	9	9	9	9	9
2	2	5	7	7	7	7	7	5	5	5
3	3	4	4	4	4	7	7	5	5	3
2	3	8	8	3	3	3	4	4	3	3
2	8	8	8	8	8	8	4	4	2	2
4	4	4	4	7	7	2	2	5	4	4
7	7	7	7	7	5	5	5	5	4	4

				1						5
4	4	3	3	3		2			3	
2			5			5		5	5	5
6			5	5	5	9				
			6			3				
		2	9	5				5	4	4
	9			3						
9			5						2	2
	6			6		6		7		
	3	3	4					2		4

						9				4
	8	9				5		6		3
	8	2		9			5		6	
8	8	7					3	6	6	
2							4			
3								7		7
4			5	5		3				2
	2	2				4	4		6	5
		3	4	3	3			4		
	2	2						2		

		9								
2	2	3	3	3	6	7				
				2		6	4		5	
3		3	1	2		6		5		5
		5						8		
	4	3	5		5	2	8			
	2				2	4				
	9				5			3		3
		4	4	4	2			5		
		4			1					4

5					3					
	6			7	2	2	9		9	4
	4	6				7	9		9	9
		7					4		9	9
9	9					7				7
		9		5			7	3		
6		6		3	5				4	
			6	2		7	7	2	4	4
			4			7		7		
3	2	9								

9			5		6				3	
				5		5			4	4
					7					
7	7		7		4	2		7	7	
					3	6	4			
	4	4	5				6			
4	3	5	5	7			7	2		
		5		4	4			4		
	2			6		4	5		3	
	5			5				5		5

	3								4	
2	2	6		4	8	8	8		4	4
						6	9			
4					5		9			
2		5					7	5	5	5
		4		4	4		7	5	5	3
2	3		8	3						
	8							4		2
4						2	5			
7					5				4	4

4	4	4	4	3	2	2	6	3	3	5
5	5	5	5	3	4	4	6	3	5	5
5	9	9	9	3	4	4	6	6	5	5
9	9	9	9	9	9	3	6	6	3	3
6	6	6	6	6	6	3	3	5	5	3
8	8	8	8	4	4	5	5	5	8	8
5	5	5	8	4	4	6	6	6	8	8
4	5	5	8	6	6	6	8	8	8	8
4	4	4	8	4	4	5	5	5	5	5
3	3	3	8	4	4	3	3	3	2	2

4	4	4	4	6	3	3	3	5	5	5
3	3	3	6	6	6	2	2	7	5	5
2	2	6	6	3	3	7	7	7	7	7
3	9	9	9	9	3	4	4	4	4	7
3	3	9	9	5	5	3	5	5	5	5
9	9	9	5	5	5	3	3	5	2	2
4	4	2	2	3	3	2	2	3	3	3
4	4	5	5	3	6	6	6	6	6	6
2	2	5	5	5	4	4	4	4	2	2
3	3	3	2	2	6	6	6	6	6	6

6	6	6	6	6	6	4	4	4	2	2
2	3	3	3	2	2	4	5	5	4	4
2	4	4	4	4	3	5	5	5	4	4
3	3	3	2	2	3	6	6	6	9	9
5	5	5	5	5	3	6	6	6	9	9
6	6	6	6	6	6	7	7	7	7	9
2	2	9	9	9	9	7	7	7	9	9
3	3	3	9	9	9	9	2	2	9	9
6	6	6	9	2	2	3	3	3	2	2
6	6	6	3	3	3	5	5	5	5	5

6	6	4	4	3	3	8	8	8	8	2
6	6	4	4	3	8	8	8	8	5	2
6	6	9	9	2	2	7	7	7	5	5
9	9	9	9	7	7	7	7	4	5	5
9	9	9	5	5	5	5	5	4	4	4
5	5	5	3	3	3	2	2	6	6	6
5	5	2	2	6	6	3	3	3	6	6
8	8	8	8	6	6	4	4	4	4	6
8	8	8	8	6	6	7	7	7	7	2
4	4	4	4	3	3	3	7	7	7	2

2	2	4	4	4	4	6	6	6	4	4
7	7	7	7	7	7	5	5	6	4	4
7	2	2	9	9	5	5	5	6	6	3
2	6	6	9	9	9	9	9	9	9	3
2	6	6	6	6	7	7	7	7	7	3
9	9	9	9	9	6	6	6	6	7	7
3	6	6	6	9	9	6	3	6	8	8
3	3	6	6	6	9	9	3	3	8	8
5	5	3	3	3	6	6	4	4	4	8
5	5	5	6	6	6	6	4	8	8	8

7	7	7	7	2	2	3	3	3	2	2
7	7	7	4	4	6	6	6	5	5	5
9	9	9	4	4	6	4	4	3	5	5
9	9	9	9	6	6	4	4	3	3	8
9	9	2	2	8	8	8	8	8	8	8
3	3	3	4	4	4	4	5	5	5	5
7	7	7	7	7	7	7	4	4	3	5
2	2	8	8	5	5	5	4	4	3	3
4	4	8	8	5	5	3	3	3	2	2
4	4	8	8	8	8	5	5	5	5	5

4				3	2		6		3	5
			5		4				5	
5	9									5
9		9				3				3
6							3		5	
8				4					8	
5					4	6		6		
	5	5			6			8		
4				4		5		5		5
3			8	4	4			3	2	

		4					3	5		
		3	6				2	7		
	2	6		3		7	7			7
3					3	4				
3	3			5	5	3	5			
	9		5						2	2
	4		2		3	2				3
		5	5							6
2	2		5		4	4	4	4	2	
3			2		6					

					6			4		2
2			3	2		4			4	4
			4			5			4	
3				2		6	6		9	
5		5		5	3	6		6	9	
6						7				
2		9		9		7	7	7	9	
3						9	2			
6	6				2		3		2	
					3		5			

		4			3				8	2
		4	4	3			8		5	
6			9	2		7	7			
9			9	7				4		
	9	9	5	5	5					4
	5	5			3	2				6
			2		6	3		3		
8	8		8			4			4	
8	8	8	8					7		
4				3	3	3			7	2

2		4								
7							5		4	
	2				5	5	5		6	
			9						9	
2	6	6		6						3
	9				6					7
	6		6				3	6		
	3							3	8	
		3	3			6			4	8
5			6			6				

	7			2		3		3		2
			4	4				5		5
9	9	9		4		4	4	3		
		9			6	4				8
9	9	2		8						
	3		4				5			
7										5
2	2	8	8	5	5		4			3
		8			5			3		2
4		8			8					5

9	9	9	9	9	9	2	2	3	3	3
9	3	3	4	9	9	5	5	5	5	5
2	2	3	4	4	4	2	2	3	3	3
5	5	5	7	7	7	5	5	5	5	5
5	5	7	7	7	7	3	3	3	2	2
3	3	3	4	4	4	4	2	2	5	5
9	9	9	9	9	3	3	3	5	5	5
2	2	9	9	5	5	2	2	3	3	3
7	7	7	9	9	5	5	5	2	2	4
2	2	7	7	7	7	2	2	4	4	4

7	1	2	2	3	3	3	5	3	3	3
7	7	6	6	6	4	4	5	7	7	7
7	7	6	6	6	4	4	5	5	7	7
7	7	3	3	3	6	6	6	5	7	7
8	8	8	8	6	6	8	8	8	8	3
8	8	8	8	6	8	8	8	8	3	3
5	5	7	7	5	5	5	5	5	2	2
5	2	2	7	7	7	7	7	3	3	4
5	5	3	3	3	4	4	4	4	3	4
4	4	4	4	2	2	3	3	3	4	4

8	8	8	2	2	3	3	3	6	6	6
3	8	8	8	5	5	5	5	6	6	6
3	3	5	8	8	2	2	5	4	4	2
2	2	5	5	5	5	9	9	4	4	2
4	4	4	4	6	3	9	9	9	9	9
2	2	6	6	6	3	3	5	5	9	9
8	8	6	6	9	5	5	5	4	4	4
8	8	8	8	9	9	9	9	9	4	2
4	4	8	8	9	9	9	7	7	7	2
4	4	2	2	3	3	3	7	7	7	7

8	8	8	8	8	8	6	6	6	2	2
8	8	3	9	9	6	6	6	5	5	5
2	2	3	3	9	8	8	8	5	5	2
8	8	8	8	9	8	8	8	8	8	2
8	8	8	8	9	9	4	4	7	7	7
5	5	2	2	9	9	9	4	4	7	7
5	5	5	4	4	4	4	2	2	7	7
9	9	9	5	5	5	6	6	6	2	2
9	9	9	3	5	5	6	6	6	8	8
9	9	9	3	3	8	8	8	8	8	8

8	8	8	8	9	9	9	2	2	5	5
8	8	8	8	2	2	9	3	3	3	5
2	2	9	9	9	9	9	8	8	8	5
3	3	3	2	2	7	7	8	2	2	5
4	4	5	5	5	7	7	8	8	8	8
4	4	2	2	5	5	7	7	6	6	6
6	6	6	4	4	4	4	7	6	6	6
6	5	5	5	3	3	3	9	9	9	9
6	6	5	5	4	4	4	4	9	9	9
2	2	7	7	7	7	7	7	7	9	9

7	7	7	7	9	9	9	9	9	9	9
2	2	7	7	7	9	9	6	6	6	6
3	3	3	5	5	5	5	5	9	6	6
4	4	2	2	7	7	7	7	9	9	9
4	4	9	9	9	7	7	7	2	2	9
8	8	9	9	9	9	9	9	4	4	9
8	8	6	6	6	6	6	6	4	4	9
8	8	8	8	5	5	5	5	5	9	9
4	4	2	2	8	8	8	8	3	3	3
4	4	3	3	3	8	8	8	8	2	2

		9					2	3		
			4		9			5		
	2	3	4		4		2	3		
5		5	7					5	5	
				7	7			3	2	
3						4		2		
9				9			3			5
	2	9			5	2			3	
				9				2	2	
	2				7	2			4	

	1				3		5	3	3	3
		6	6	6	4					
		6	6	6						
7	7	3					6	5	7	
		8			6				8	
8	8			6	8			8	3	
		7		5	5			5		2
		2		7				3		4
	5	3		3	4		4		3	
		4		2		3				

8			2		3					
	8			5					6	
3		5			2		5		4	
2								4	4	2
	4			6		9				
	2	6			3		5		9	
	8	6			5			4		
							9		4	2
4	4		8	9	9		7	7	7	
			2	3						

			8					6		2
8		3			6	6	6			
2		3	3				8	5		
8				9	8					2
			8		9	4	4	7		7
5	5		2	9			4	4		
			4				2			
9	9	9	5			6	6		2	
		9	3		5	6		6	8	
					8					

								2	5	
	8	8	8	2	2		3			
	2	9						8	8	5
3	3			2	7		8	2		
				5	7			8		
4			2	5			7	6	6	
			4		4			6	6	6
	5		5		3		9			
	6	5		4	4	4				
	2	7								

			7							9
2	2	7		7		9		6		
3				5			5		6	6
		2		7			7			
4	4	9		9		7		2	2	9
		9	9				9	4	4	
		6			6					
8				5				5	9	
4		2	2	8			8	3		
				3		8			2	

Lösungen - Solutions: Puzzle 115-120

6	6	6	2	2	5	5	6	6	6	6
6	6	6	3	3	5	5	5	6	6	4
4	4	5	3	5	7	7	7	4	4	4
4	4	5	5	5	7	7	7	7	5	5
7	7	7	2	2	9	9	9	9	5	5
7	7	7	7	6	6	6	6	9	3	5
3	3	3	6	6	9	9	9	9	3	3
7	7	7	7	7	5	5	5	5	5	2
7	4	4	2	2	8	8	8	8	8	2
7	4	4	8	8	8	5	5	5	5	5

4	4	3	3	3	9	9	9	9	2	2
4	4	8	8	8	8	5	5	9	9	9
2	2	8	8	8	8	5	5	5	9	9
3	3	3	2	2	6	6	6	6	6	6
4	4	9	9	9	9	9	9	9	9	9
4	4	5	5	5	5	7	7	7	7	7
7	7	7	5	4	4	7	7	6	6	3
4	4	7	4	4	6	6	6	6	3	3
4	4	7	7	7	3	2	2	5	2	2
5	5	5	5	5	3	3	5	5	5	5

4	4	6	6	6	6	6	8	8	8	8
4	4	6	4	4	4	4	8	8	8	8
7	7	7	7	7	7	7	5	5	2	2
4	4	2	4	4	4	4	5	5	3	3
4	4	2	5	5	8	8	5	8	8	3
3	3	3	5	5	5	8	8	8	8	4
4	4	7	2	2	6	6	6	4	4	4
4	4	7	7	7	7	7	6	6	3	3
3	3	3	6	6	6	7	6	5	3	5
2	2	6	6	6	3	3	3	5	5	5

4	4	2	7	7	9	2	2	6	6	6
4	4	2	7	7	9	3	3	3	6	6
2	2	7	7	7	9	9	9	2	2	6
3	5	5	6	6	6	6	9	9	9	9
3	3	5	5	5	3	6	6	3	3	3
7	7	2	2	3	3	4	4	4	4	6
7	7	7	3	8	8	6	6	6	6	6
4	7	7	3	3	8	8	8	3	3	3
4	4	4	5	5	8	6	8	8	2	2
3	3	3	5	5	5	6	6	6	6	6

2	2	3	3	3	9	9	9	9	9	6
4	4	2	2	9	9	6	6	6	6	6
4	4	3	3	3	9	9	3	3	5	5
5	5	5	5	5	6	6	3	5	5	5
3	3	3	2	2	6	6	6	6	8	8
4	4	8	8	8	8	8	8	3	8	8
4	4	7	7	7	7	8	8	3	3	8
3	3	3	2	2	7	7	7	8	8	8
9	9	9	9	9	6	6	6	6	6	6
9	9	9	9	3	3	3	4	4	4	4

4	7	7	7	7	9	9	9	5	5	5
4	7	7	7	9	9	9	9	9	9	5
4	4	6	6	6	1	5	5	2	2	5
6	6	6	2	2	5	5	5	3	3	3
3	2	2	5	5	8	8	8	8	2	2
3	3	5	5	5	8	8	6	6	6	6
6	6	3	3	3	8	8	6	6	5	5
6	6	6	6	5	5	5	3	3	3	5
4	4	4	4	5	5	3	4	4	5	5
3	3	3	2	2	3	3	4	4	2	2

		6		2		5			6	
				3			5			4
4	4			5		7	7	4		
4	4	5				7		7	5	
			2	2						
7	7				6	6	6		3	5
3			6					9		3
								5		
	4	4	2	2					8	2
7	4				8				5	

	4		3		9				2	
		8	8	8	8		5			
2	2				8			5	9	
	3		2	2	6					
	4	9								
4	4	5				7			7	
	7			4	4		7		6	
4	4		4					6	3	
	4				3		2	5	2	
		5							5	

						6			8	
	4	6			4		8	8		8
						7	5			2
4	4	2	4			4	5	5		3
					8		5		8	
	3			5					8	4
		7		2		6				
4	4									3
		3			6	7			3	5
	2			6	3					

		2			9	2		6		
4		2		7		3				
2				7					2	
3	5			6						9
		5		5	3					3
7		2				4			4	
7			3							6
	7	7	3	3		8				3
4					8		8	8	2	
3				5					6	

	2	3							9	
4		2	2							6
				3				3		
5				5			3	5		
		3		2	6			6	8	
	4					8		3	8	
	4	7		7			8			
		3		2			7	8		
	9	9		9	6		6			
					3		4			

					9	9	9			
	7		7	9		9			9	5
	4			6		5	5		2	
6		6		2	5	5	5			3
3	2		5	5	8					2
	3						6			6
		3		3	8		6	6		
			6						3	
			4		5			4		5
		3	2			3	4			2

4	4	4	3	5	5	5	4	4	4	2
6	6	4	3	3	5	5	4	8	8	2
6	6	3	8	8	8	8	8	8	3	3
6	6	3	3	9	9	9	9	9	9	3
9	9	9	5	5	5	5	9	9	9	7
6	6	9	9	5	7	7	7	7	7	7
6	6	6	9	9	2	2	4	4	4	4
4	4	6	9	9	7	7	7	7	2	2
4	4	5	5	5	5	7	7	7	8	8
2	2	5	2	2	8	8	8	8	8	8

7	7	9	9	9	4	4	4	4	3	1
7	7	7	9	9	9	9	9	9	3	3
9	9	7	7	6	6	6	6	7	7	7
9	9	4	4	4	4	6	6	7	7	7
9	6	6	6	6	3	3	3	7	6	6
9	9	9	6	6	2	2	6	6	6	6
2	2	9	2	2	3	5	5	5	4	4
5	5	5	5	5	3	3	5	5	4	4
4	4	8	8	8	8	2	2	3	3	3
4	4	8	8	8	8	5	5	5	5	5

1	2	2	3	3	3	5	5	5	5	5
4	4	5	5	4	4	4	4	3	3	3
4	4	5	5	5	7	7	7	7	7	7
3	3	4	4	4	4	3	5	5	5	7
3	9	9	9	9	9	3	5	5	8	8
9	9	9	5	9	5	3	8	8	8	8
2	2	6	5	5	5	7	8	8	2	2
4	4	6	9	9	7	7	7	7	7	7
4	4	6	9	9	2	2	3	3	3	4
6	6	6	9	9	9	9	9	4	4	4

1	6	6	6	6	2	2	5	5	5	5
4	4	4	4	6	6	7	7	7	5	3
5	5	5	5	5	7	7	7	7	3	3
7	7	7	7	8	8	8	8	8	8	8
3	6	6	7	7	7	4	4	4	4	8
3	3	6	6	6	6	7	7	3	3	3
4	4	8	8	8	7	7	7	7	7	1
4	4	8	8	8	4	4	6	6	6	6
3	3	3	8	8	4	4	2	6	6	4
7	7	7	7	7	7	7	2	4	4	4

3	3	3	5	5	6	4	4	3	3	3
2	2	5	5	5	6	6	4	4	5	5
3	3	3	2	2	6	6	6	5	5	5
1	5	5	5	5	5	4	4	3	3	3
4	4	6	6	6	4	4	8	8	8	8
4	4	2	2	6	6	6	8	8	8	8
5	5	6	6	4	4	4	4	7	7	7
5	5	5	6	6	6	6	7	7	7	7
3	3	3	9	9	9	9	5	5	5	5
2	2	9	9	9	9	9	3	3	3	5

3	4	4	4	4	6	6	6	6	6	6
3	3	5	5	5	5	9	9	9	9	9
2	2	5	7	7	9	9	9	9	5	5
7	7	7	7	7	3	3	3	5	5	5
2	2	3	3	2	2	4	4	3	3	3
7	7	7	3	5	5	4	4	5	5	5
7	7	7	7	5	5	5	8	8	8	5
2	2	9	9	9	9	9	9	8	8	5
3	3	9	9	9	3	3	3	8	8	8
3	4	4	4	4	6	6	6	6	6	6

						5			4	2
	6	4		3	5				8	
		3								
	6	3						9	9	3
			5			5	9		9	7
6	6		9	5						
6		6			2					4
4				9	7			7		2
4		5			5	7			8	8
2			2			8				

				9	4		4		3	
			9				9		3	3
	9		7		6					
9	9	4			4		6		7	7
	6						3	7		
			6			2	6			
	2	9		2	3	5		5	4	
5	5			5						
					8		2		3	3
	4	8	8		8					5

		2		3		5				5
	4	5		4						3
4	4				7					7
		4		4			5	5	5	
3	9						5	5		
9			5		5	3	8			
2		6				7			2	2
4	4			9	7			7		
	4			9	2			3		
	6						9	4		

					2		5			5
			4		6	7	7		5	3
				5						
	7		7		8		8		8	8
		6	7		7	4	4			
	3		6			7	7	3	3	
	4	8	8		7				7	
4	4	8			4	4	6			6
3					4		2	6	6	4
7					7					

	3			5			4	3		
2	2			5		6		4	5	
				2						5
1	5				5		4	3		3
		6				4				
4		2				6		8	8	8
5		6					4	7		
5		5				6				7
	3					9	5			5
	2	9		9		9		3		5

		4		4						6
	3		5			9	9			9
	2		7	7			9	9		
		7					3		5	5
2	2				2				3	
			3		5		4	5	5	
	7		7			5				5
	2	9					9			5
	3	9	9				3		8	
			4							6

5	5	5	5	5	2	2	4	4	4	4
9	9	7	7	7	7	5	5	5	5	2
9	7	7	7	9	4	4	5	9	9	2
9	9	9	9	9	4	4	3	9	9	1
7	7	3	3	3	5	5	3	3	9	2
7	7	7	5	5	5	9	9	9	9	2
7	7	4	4	4	4	7	7	7	7	7
6	6	6	3	3	9	7	7	3	3	3
6	6	6	3	9	9	3	5	5	5	5
9	9	9	9	9	9	3	3	2	2	5

9	9	9	9	9	9	9	1	2	3	1
9	9	6	6	6	3	3	3	2	3	3
8	8	8	8	6	6	2	4	4	4	4
8	8	7	7	7	6	2	5	5	5	7
8	8	7	8	8	8	8	8	5	5	7
7	7	7	8	8	8	7	7	7	7	7
4	4	4	4	5	5	5	6	6	5	5
2	2	9	9	9	5	5	6	6	5	5
5	5	5	5	9	9	6	6	2	2	5
3	3	3	5	9	9	9	9	3	3	3

1	3	3	3	8	8	8	8	8	8	2
4	4	4	4	3	3	3	8	8	3	2
3	3	3	5	5	5	5	2	2	3	3
4	2	2	5	2	2	3	3	3	4	4
4	3	3	3	5	5	7	7	7	4	4
4	4	5	5	5	7	7	5	5	7	7
6	6	6	6	6	6	7	5	5	7	7
5	5	5	5	5	9	7	5	7	7	7
7	7	7	7	9	9	9	9	4	4	4
3	3	3	7	7	7	9	9	9	9	4

4	4	3	8	8	8	8	8	8	8	8
4	4	3	3	2	2	5	5	5	5	5
2	2	4	4	4	6	9	9	9	9	9
3	3	4	7	7	6	6	6	6	6	9
3	7	7	7	4	4	4	4	2	2	9
7	7	3	3	8	8	2	2	7	9	9
2	2	3	8	8	8	8	8	7	2	2
4	4	4	5	5	5	5	8	7	7	7
2	2	4	2	2	5	3	3	3	7	7
6	6	6	6	6	6	5	5	5	5	5

4	2	2	3	3	7	7	7	3	3	3
4	4	4	3	5	5	5	7	7	7	7
6	6	6	2	2	6	5	5	3	3	3
6	6	6	4	4	6	6	6	2	2	5
3	3	3	4	4	6	6	4	4	5	5
2	2	5	5	5	2	2	4	4	5	5
6	6	6	5	5	9	9	9	9	9	7
2	2	6	6	9	9	7	7	7	7	7
3	3	3	6	9	9	7	5	5	5	5
2	2	5	5	5	5	5	3	3	3	5

5	5	2	2	6	6	5	5	5	4	4
5	5	5	6	6	6	6	5	5	4	4
3	3	2	2	8	4	4	4	4	5	5
4	3	8	8	8	2	2	3	3	5	5
4	4	4	8	8	8	8	3	4	4	5
5	6	6	6	6	6	6	4	4	2	2
5	4	4	4	4	3	3	5	5	4	4
5	5	5	7	7	7	3	5	5	5	4
7	7	7	7	8	8	8	8	2	2	4
4	4	4	4	8	8	8	8	3	3	3

	5				2			4		
9	9	7				5			5	
9				9	4			9	9	
	9	9		9	4			9		1
	7	3					3	3		
			5			9				
		4								
6	6					7	7	3	3	3
	6		3	9		3			5	
9							3	2		

9	9					9	1			1
	9		6					2		
8			8	6	6	2	4	4	4	4
				7						
		7	8		8	8	8	5	5	
7	7	7	8	8	8		7			
		4		5					5	
	2	9			5	5			5	
		5				6			2	5
3		3	5						3	

		3	3				8		8	2
			4	3						
	3	3		5		5	2	2		3
		2			2	3				
4	3				5				4	4
	4	5					5	5	7	
	6				6					
	5			5		7	5	7		
	7						9	4		
		3	7		7					4

			8							8
	4	3		2						5
2	2	4		4	6					
3			7						6	
				4		4			2	
7			3			2	2	7		9
	2	3	8						2	
4			5							
	2		2			3		3	7	
6									5	

		2	3		7				3	
4		4		5						7
				2	6					3
	6	6		4					2	5
		3	4		6			4	5	
	2				2					
			5	5				9		7
	2			9						
		3	6	9		7	5		5	
	2			5				3		

		2	2						4	
5						6	5		4	4
3		2	2					4		
4			8			2	3			5
						8			4	
	6					6	4	4	2	
5	4				3		5		4	
			7		7				5	
7			7						2	
			4	8						3

Lösungen - Solutions: Puzzle 133-138

8	8	8	8	8	8	4	8	8	8	8
4	4	4	8	8	4	4	4	8	8	8
4	2	2	5	5	5	5	5	8	5	5
6	6	6	4	4	4	3	3	3	5	5
6	6	6	2	2	4	2	2	6	6	5
5	5	5	5	5	9	9	9	6	8	8
9	9	9	9	9	9	6	6	6	8	8
3	3	7	7	7	7	7	8	8	8	8
1	3	5	5	5	7	7	3	3	3	4
4	4	4	4	5	5	2	2	4	4	4

4	4	9	9	5	5	5	4	4	4	4
4	4	9	5	5	7	7	7	3	3	3
9	9	9	7	7	7	7	9	9	9	9
9	9	9	5	5	9	9	9	3	3	3
3	3	3	5	5	5	9	9	2	2	4
9	9	8	8	8	8	2	2	4	4	4
9	8	8	8	8	4	4	4	3	3	3
9	9	3	3	3	4	2	2	1	2	2
9	9	5	5	5	5	5	4	4	4	4
9	9	6	6	6	6	6	6	3	3	3

6	6	6	8	8	9	9	6	6	6	6
6	6	6	8	8	9	7	7	7	6	6
4	8	8	8	8	9	9	9	7	7	7
4	4	4	9	9	9	7	8	8	8	7
6	6	6	6	6	6	7	7	7	8	8
9	9	9	9	5	5	7	7	7	8	8
9	9	9	9	5	5	3	3	6	8	6
9	8	8	8	8	5	3	6	6	6	6
7	7	7	8	8	8	8	5	3	3	3
7	7	7	7	3	3	3	5	5	5	5

4	4	8	8	8	8	4	4	4	4	3
4	4	8	8	8	8	6	6	6	3	3
2	2	4	4	4	4	6	6	6	2	2
3	3	3	8	8	8	8	8	8	3	3
2	2	8	8	6	6	6	6	6	6	3
7	7	7	7	7	7	9	9	9	9	9
2	2	7	4	4	4	4	9	9	9	9
4	4	3	3	3	2	2	8	3	4	4
4	4	2	2	8	8	8	8	3	3	4
3	3	3	4	4	4	4	8	8	8	4

6	6	6	6	4	4	2	2	6	6	6
6	6	2	2	4	4	3	3	6	6	6
5	5	5	5	5	7	2	3	8	8	8
7	7	7	7	7	7	2	8	8	8	8
4	4	4	4	6	6	6	3	3	3	8
3	3	3	5	6	6	6	4	4	4	4
5	5	5	5	8	8	8	8	8	8	8
2	2	3	3	3	6	6	6	8	5	5
4	4	2	2	4	4	6	6	5	5	5
4	4	3	3	3	4	4	6	3	3	3

3	2	2	4	9	9	9	9	9	9	9
3	3	4	4	9	9	7	7	7	7	7
2	2	4	6	6	3	3	2	2	7	7
7	7	7	6	6	3	7	7	7	4	4
7	7	7	6	6	7	7	7	7	4	4
3	3	7	2	2	5	5	5	3	3	3
3	8	8	8	3	3	3	5	5	9	9
8	8	8	8	9	9	9	9	9	9	9
3	3	8	3	3	3	2	2	5	5	5
3	5	5	5	5	5	3	3	3	5	5

8		8			8					
		4	8				4		8	
	2	2	5		5		5	8	5	
				4			3			
		6		2			2	6	6	
5				5			9	6		
9			9			6	6			8
3	3	7		7			8			
	3	5					3			
4			4				2	4		

	4		9			5				4
4	4		5	5						3
		9				7				9
	9		5	5	9	9		3		
3		3	5		5	9		2		4
		8	8			2		4		
	8		8		4					
		3					2	1	2	2
		5				5				
9		6						3	3	3

		6	8							
			8						6	6
	8	8		8			9			7
4		4	9			7	8		8	
6								7		8
9			9	5				7	8	
	9	9	9	5		3	3	6		6
9	8				5	3			6	6
	7	7					5		3	
				3		3				5

	4			8	8				4	
4	4					6	6	6	3	
	2	4			4	6			2	
3		3				8			3	3
	2		8	6					6	
						9				9
	2	7	4		4	4		9	9	
	4	3			2				4	
	4	2							3	
	3					4			8	4

			6				2			
			2	4				6		6
5				5	7	2	3	8		8
							8		8	
			4			6			3	8
3	3	3			6					4
		5		8						8
2	2		3		6			8		5
		2		4		6			5	
	4	3						3		3

3	2									9
		4		9	9					
2	2			6		3		2	7	
						7		7	4	
			6				7	7		
	3	7	2						3	3
3			8		3	3	5		9	9
8		8					9			
3					3		2	5		
	5				5		3			

5	5	5	4	4	4	4	1	3	3	3
7	7	5	5	6	6	2	2	5	8	8
1	7	4	4	4	6	5	5	5	8	8
7	7	4	6	6	6	5	2	2	8	8
7	7	8	8	2	2	3	3	3	8	2
2	2	8	8	8	5	5	2	2	8	2
4	4	8	8	8	5	5	5	3	3	3
4	4	6	6	4	4	8	8	8	2	2
6	6	6	6	4	4	8	8	8	8	8
4	4	4	4	2	2	5	5	5	5	5

2	2	4	4	6	6	6	6	3	5	5
3	3	4	4	6	6	4	4	3	3	5
3	2	2	3	3	3	4	4	2	2	5
9	9	9	2	2	5	2	2	4	3	5
9	9	5	5	5	5	4	4	4	3	3
9	9	9	9	7	7	7	6	6	6	6
2	2	5	5	7	7	7	7	4	6	6
5	5	5	3	3	3	2	2	4	4	4
3	3	3	7	7	4	5	5	5	5	5
7	7	7	7	7	4	4	4	3	3	3

5	5	5	5	1	9	9	9	9	9	9
5	3	3	3	5	5	5	9	9	9	5
2	2	9	9	5	5	6	5	5	5	5
6	6	6	9	9	9	6	6	6	6	6
6	6	6	2	2	9	9	9	9	2	2
4	4	4	4	6	3	3	3	7	7	7
6	6	6	6	6	4	4	4	4	7	7
2	2	8	8	8	8	2	2	7	7	4
3	3	3	8	8	8	8	3	3	3	4
4	4	4	4	5	5	5	5	5	4	4

3	3	3	7	7	7	5	5	5	2	2
7	7	7	7	4	4	3	5	5	4	4
3	3	3	4	4	3	3	8	8	4	4
2	2	8	8	8	8	8	8	7	7	7
8	8	2	2	5	5	7	7	7	7	4
8	8	3	3	3	5	5	5	4	4	4
8	8	7	7	7	7	7	8	8	8	8
8	8	7	7	5	3	6	6	6	8	8
3	3	3	5	5	3	3	6	6	6	8
2	2	5	5	4	4	4	4	2	2	8

2	2	4	4	4	4	2	2	6	6	6
3	3	3	2	2	7	7	7	6	6	6
5	5	5	5	5	7	7	7	7	3	3
2	2	6	6	6	6	6	6	2	2	3
4	4	8	8	8	8	8	3	3	5	5
4	4	8	8	8	3	4	4	3	5	5
7	7	7	6	6	3	3	4	2	2	5
7	7	7	6	6	6	6	4	3	3	3
7	4	4	4	4	3	3	3	1	2	2
6	6	6	6	6	6	2	2	3	3	3

3	3	3	4	4	4	4	8	8	8	8
5	5	5	5	5	2	2	8	8	8	8
3	3	3	2	2	6	6	6	6	6	6
2	2	4	4	4	3	3	4	4	2	2
5	5	4	2	2	3	4	4	8	8	8
5	5	5	7	5	5	5	8	8	8	8
3	3	3	7	7	5	5	8	6	6	6
2	2	7	7	9	9	9	6	6	6	9
4	4	7	3	3	3	9	9	9	9	9
4	4	7	6	6	6	6	6	6	2	2

		5	4				1			3
7	7		5		6			5	8	
	7		4				5	5		8
7	7		6	6		5	2			8
7	7	8			2		3			2
	2			8	5	5	2			
	4						5		3	
	4	6	6						2	2
6			6	4	4	8	8			
4				2		5				

2							6	3	5	
3			4	6			4			
		2	3					2		
	9		2				2			
	9	5				4	4		3	
	9	9		7			6			
	2	5			7	7		4		
	5				3	2				4
		3		7		5				
				7			4	3		

	5				9		9	9		9
	3	3			5		9	9	9	5
	2	9					5			
	6	6		9	9				6	
	6	6	2					9	2	
		4		6		3		7	7	
6	6		6	6	4		4			
2							2	7	7	
3			8			8			3	
4								5	4	

		3			7					2
		7					5	5		4
		3	4		3	3				4
	2		8							7
			2	5		7	7		7	
				3			5	4		
	8			7			8			
	8			5	3	6			8	
3		3					6			8
2		5				4		2		

2	2			4			2			
	3		2				7			6
5				5	7	7		7		
	2	6				6		2		3
	4					8			5	5
4	4		8	8		4		3	5	
		7		6		3	4		2	5
		7	6			6				
			4	4				1	2	2
					6	2	2			

	3					4		8		8
			5	5	2			8		
		3	2			6				6
	2					3		4		2
	5	4	2			4	4			8
5		5	7			5			8	8
	3			7		5	8			6
	2								6	9
	4	7	3		3					
		7					6		2	

6	6	6	6	2	2	6	6	3	3	3
2	2	6	6	3	3	3	6	6	6	6
4	4	2	2	4	4	4	4	8	8	8
4	4	6	6	8	8	8	8	8	2	2
7	7	6	6	6	6	4	4	4	4	6
7	7	8	8	8	8	6	6	6	6	6
1	7	8	8	4	4	2	2	7	7	7
7	7	8	8	4	4	7	7	7	3	3
6	6	6	3	3	6	6	7	5	5	3
6	6	6	3	6	6	6	6	5	5	5

4	4	4	4	7	7	7	7	9	9	9
2	2	7	7	7	9	9	9	9	9	9
4	6	6	8	8	4	4	3	3	3	2
4	6	6	8	8	4	4	1	9	9	2
4	6	6	8	8	3	1	5	5	9	9
4	2	2	8	8	3	3	5	5	5	9
3	4	4	5	5	5	6	6	6	9	9
3	3	4	4	5	5	6	6	6	9	9
6	6	6	6	8	8	8	8	8	8	8
2	2	6	6	4	4	4	4	8	2	2

3	3	3	2	2	4	4	3	3	3	1
5	5	5	5	5	4	4	2	2	5	5
4	4	4	4	8	8	3	3	3	5	6
7	7	7	7	8	8	2	2	5	5	6
7	7	7	8	8	8	8	6	6	6	6
5	5	3	3	3	7	7	7	7	7	4
5	5	5	2	2	7	7	8	2	2	4
3	3	8	8	8	8	8	8	8	4	4
3	9	9	3	3	3	5	5	5	5	5
9	9	9	9	9	9	9	4	4	4	4

7	7	7	8	8	2	2	4	4	4	4
7	7	8	8	8	6	6	7	7	7	7
7	7	8	8	8	6	6	6	6	1	7
5	5	5	5	5	8	8	8	8	7	7
4	4	3	4	4	8	8	8	8	5	5
4	4	3	3	4	4	7	7	5	5	5
8	8	8	8	8	7	7	8	8	8	8
8	8	8	5	7	7	7	2	2	8	8
2	5	5	5	5	9	3	3	3	8	8
2	9	9	9	9	9	9	9	9	2	2

3	3	3	4	4	4	4	6	6	4	4
9	9	9	9	6	6	6	6	4	4	2
9	9	9	9	9	2	2	3	3	3	2
5	5	2	2	3	3	3	4	4	4	4
5	3	3	3	6	6	6	6	9	9	9
5	5	8	8	8	6	6	9	9	9	9
8	8	8	2	2	4	4	9	9	6	6
8	8	3	3	3	4	4	6	6	6	6
6	6	6	2	1	2	2	5	5	5	5
6	6	6	2	4	4	4	4	2	2	5

8	8	8	8	4	4	4	4	6	6	6
8	8	8	7	7	7	7	6	6	6	3
8	2	2	7	7	7	4	2	2	3	3
3	3	3	2	2	5	4	4	4	2	2
2	2	4	3	1	5	2	2	6	6	6
4	4	4	3	3	5	5	5	6	4	4
7	7	7	2	2	3	3	3	6	6	4
4	7	7	7	7	2	2	4	2	2	4
4	4	4	2	2	4	4	4	3	3	3
6	6	6	6	6	6	5	5	5	5	5

6			6	2			6	3		
2				3		3				
4			2			4				8
			6	8		8				2
7	7				6	4				
7	7				8	6				
	7		8			2				7
7	7		8	4		7			3	
	6			3		6	7		5	
			3					5		

	4									
	2	7			9				9	
4	6	6		8	4	4			3	
		6			4					2
		6	8		3			5		
	2	2	8	8	3	3	5		5	
3			5						9	
	3		4		5	6	6	6	9	9
			6							8
	2	6		4			4			2

	3		2							1
5					4	4	2	2		
4					8		3			
7	7						2	5		
	7	7	8				6			6
	5	3			7			7	7	4
		5	2		7	7	8	2		
3	3		8					8		
	9		3		3		5			
					9	9	4			

			8		2			4		
7	7	8			6	6	7		7	7
		8			6			6		7
5			5	5			8	8	7	7
					8					
	4		3	4		7	7	5		
8	8		8	8	7			8		
	8	8				7	2	2		
				5	9	3				8
2							9			2

	3				4			6		4
9	9	9		6			6			2
9	9					2		3		
		2	2		3	3		4	4	4
5	3							9		
		8		8		6	9		9	
8	8		2	2	4	4	9	9	6	
8	8					4	6			6
6	6			1			5			5
		6	2				4	2		

			8	4						
		8		7				6		3
		2						2	3	
		3	2		5			4	2	
	2	4	3			2				
4	4		3	3			5		4	
				2	3				6	4
4	7				2			2		
			2			4		3		
6						5				

4	4	4	1	2	2	8	8	8	8	8
4	3	3	3	7	7	7	3	3	3	8
5	7	7	7	7	2	2	4	4	8	8
5	5	5	5	1	6	4	4	7	7	7
3	6	6	6	6	6	7	7	7	7	9
3	3	4	4	4	4	9	9	9	9	9
4	4	9	9	2	2	9	5	5	9	9
4	4	9	9	9	5	5	5	8	8	8
9	9	9	9	4	4	4	4	8	2	2
4	4	4	4	3	3	3	8	8	8	8

3	3	3	1	9	9	5	5	4	4	4
4	4	9	9	9	5	5	5	4	2	2
4	4	8	9	9	9	9	2	2	5	5
8	8	8	8	5	5	5	7	7	5	5
8	8	8	5	5	8	8	7	7	7	5
6	6	6	6	8	8	8	8	8	7	7
7	7	6	6	4	4	4	4	8	6	6
7	7	7	5	5	5	6	6	6	6	9
4	4	7	7	5	5	9	9	9	9	9
4	4	2	2	4	4	4	4	9	9	9

4	4	2	2	3	3	8	8	3	3	3
4	4	9	9	3	8	8	8	8	8	8
9	9	9	9	7	7	7	7	7	4	4
9	9	9	5	5	5	5	7	7	4	4
5	5	5	3	3	3	5	2	2	3	3
3	3	5	5	2	2	8	8	8	3	1
9	3	2	2	5	3	3	3	8	2	2
9	5	5	5	5	2	2	8	8	8	8
9	9	9	4	4	4	5	5	5	5	5
9	9	9	9	4	2	2	4	4	4	4

3	2	2	3	3	3	5	5	6	6	6
3	3	5	2	2	5	5	5	6	4	4
5	5	5	5	3	3	9	6	6	4	4
2	2	4	4	3	9	9	8	8	8	8
3	3	3	4	4	9	9	9	8	8	5
4	4	2	2	1	9	9	9	8	8	5
4	4	5	5	2	2	6	6	5	5	5
5	5	5	6	6	6	6	8	8	2	3
8	8	8	8	3	3	3	8	8	2	3
8	8	8	8	2	2	8	8	8	8	3

9	9	9	2	2	8	8	8	8	8	8
9	9	9	3	4	4	4	4	6	8	8
9	9	9	3	3	6	6	6	6	6	4
6	4	4	4	4	2	2	7	7	7	4
6	6	6	8	8	7	7	7	7	4	4
6	6	5	5	8	8	6	6	3	3	3
5	5	5	8	8	5	6	6	6	6	9
6	6	6	8	8	5	5	3	9	9	9
2	2	6	6	6	5	5	3	3	9	2
5	5	5	5	5	1	9	9	9	9	2

9	9	4	6	6	6	6	6	6	4	4
9	9	4	4	4	8	8	8	8	4	4
9	9	9	9	9	2	2	8	8	8	8
5	5	5	2	2	3	3	7	7	7	7
5	5	6	6	6	3	7	7	7	2	2
4	4	6	6	6	2	2	4	4	4	4
4	8	8	8	8	6	6	6	3	3	3
4	8	8	8	8	6	6	6	4	4	4
3	3	3	5	5	5	4	4	3	3	4
2	2	1	5	5	1	4	4	3	2	2

Puzzle 151

					2					
4	3					7			3	
5	7				2			4	8	
			5		6			7		7
	6				6	7			7	
	3			4		9				
4	4		9	2			5	5		
4				9		5				8
9				4			4		2	2
			4	3						

Puzzle 152

3					9		5			4
	4	9		9						2
4			9		9	9	2	2		5
8										
		8	5	5	8		7			5
6		6		8				8		7
	7	6	6		4			8		
			5		5	6		6		9
	4				5	9			9	
4	4	2			4					

Puzzle 153

	4	2								3
	4	9		3	8	8				8
	9							7	4	
9						5	7			
5				3	3		2	2	3	3
3	3			2		8			3	
			2				3		2	
9				5	2					
		9				5				5
			9	4	2			4		

Puzzle 154

3	2				3		5		6	
				2					4	
5			5		3	9			4	4
2					9					8
3		3				9	9			
			2	1	9	9	9	8	8	
4	4		5				6	5		5
5			6		6	6			2	
8		8				3	8		2	3
	8				2					

Puzzle 155

9			2		8					
			3			4		6	8	8
			3		6				6	
	4			4		2	7		7	4
6		5	5		8					3
5		5		8	5	6			6	9
6			8			5	3	9		
	2									
	5					9			9	2

Puzzle 156

		4			6					4
9		4	4	4	8			8		
					2				8	8
	5	5		2						7
	5			6	3	7		7		2
	4					2				4
	8	8	8	8		6		3	3	
	8	8	8	8				4		
			5	5	5	4	4		3	
	2	1		5			4			2

8	8	5	5	5	5	5	3	4	4	4
8	3	3	3	6	6	3	3	2	2	4
8	8	8	6	6	5	5	6	6	6	6
8	8	6	6	5	5	5	6	6	2	2
4	4	4	4	3	3	2	2	4	4	4
6	6	6	5	5	3	8	8	8	8	4
6	6	6	5	5	5	4	8	8	8	8
8	8	8	8	8	3	4	4	4	3	3
2	2	8	8	8	3	3	5	2	2	3
3	3	3	4	4	4	4	5	5	5	5

2	2	7	7	7	7	9	9	9	9	2
3	3	3	2	2	7	7	9	9	3	2
5	5	5	5	5	7	9	9	9	3	3
9	9	9	6	6	2	2	3	3	4	4
9	9	9	6	6	4	4	3	4	4	6
9	9	9	6	6	4	4	6	6	6	6
4	4	2	2	7	2	2	6	2	2	4
4	4	3	7	7	7	7	7	4	4	4
2	2	3	3	6	6	6	7	3	3	3
4	4	4	4	6	6	6	4	4	4	4

5	5	5	5	2	2	5	5	5	5	5
5	3	3	3	5	5	2	2	3	3	3
8	8	8	8	5	5	5	9	9	9	9
8	8	8	8	3	3	3	9	9	9	9
4	4	4	4	6	6	6	4	4	4	9
8	8	8	8	6	6	6	4	3	3	3
4	4	4	8	8	7	7	7	7	7	7
3	3	4	8	8	7	5	6	6	6	6
3	2	2	3	3	3	5	5	5	5	6
4	4	4	4	2	2	4	4	4	4	6

8	8	8	8	6	6	6	6	2	2	3
8	2	2	6	6	4	4	4	4	3	3
8	8	8	5	5	5	3	3	3	4	4
3	3	3	6	6	5	5	2	2	4	4
6	6	6	6	8	8	8	5	5	3	3
4	4	8	8	8	8	8	5	5	5	3
4	4	7	4	4	4	4	2	2	4	4
2	2	7	7	2	2	3	3	3	4	4
7	7	7	7	6	6	6	6	6	6	2
3	3	3	4	4	4	4	3	3	3	2

2	2	4	4	4	4	3	3	6	6	6
5	5	3	3	3	5	3	6	6	6	3
5	5	5	4	4	5	5	4	4	3	3
3	3	3	4	4	5	5	4	4	2	2
2	2	4	2	2	6	6	6	6	6	6
4	4	4	3	3	2	2	4	4	4	4
7	7	7	7	3	5	5	8	8	8	8
7	7	7	2	2	5	5	8	8	8	8
6	6	6	3	3	5	3	5	5	2	2
6	6	6	3	2	2	3	3	5	5	5

4	4	3	2	2	3	3	3	6	6	1
4	4	3	3	1	4	4	4	4	6	6
3	5	5	5	5	5	7	7	7	6	6
3	3	1	6	6	7	7	7	7	2	2
6	6	6	6	5	5	5	5	5	9	9
8	8	3	3	7	7	7	7	7	9	9
8	8	3	4	4	3	3	7	7	9	9
8	8	5	4	4	3	2	2	9	9	9
8	8	5	5	5	5	8	8	3	3	3
3	3	3	8	8	8	8	8	8	2	2

	8	5			5					
	3					3		2	2	4
	8	8		6			6			
			6	5			6	6	2	
4			4	3			2	4	4	
				5			8			4
6	6	6	5		5	4				
8								4	3	3
2				8		3	5	2		
3						4				

	2	7				9				
	3		2							2
5	5			5	7	9				3
		9	6			2		3		4
				6		4				6
	9	9	6	6	4					
	4	2			2				2	4
	4		7						4	
	2		3	6	6				3	
		4	4							4

5				2						5
	3		3	5	5		2			3
8			8	5					9	9
	8			3						
4	4		4	6	6	6	4	4	4	
					6					3
4			8		7		7			7
3		4		8	7		6			
		2		3		5				
			4	2		4				

			8					2		
		2	6		4					3
8		8		5		3		3		4
	3			6				2		
6			6	8	8		5		3	
		8					5		5	3
	4		4		4	4	2			
2	2				2	3			4	
7						6				2
	3					4	3			

	2	4								
5	5	3		3		3	6	6		3
				4					3	
	3	3	4			5	4	4	2	
	2		2							6
4			3			2	4		4	4
7		7				5	8	8		
7	7		2							
6	6		3		5	3	5	5	2	2
			3		2					

	4				3		3	6		
4	4			1		4			6	6
3	5				5	7	7	7	6	6
				6			7	7	2	
6			6		5				9	
	8			7			7	7	9	
	8	3		4						
		5		4	3	2	2		9	
					5			3		3
3		3						8	2	

4	4	4	4	3	3	6	5	5	5	5
8	8	8	8	3	6	6	3	3	3	5
8	8	8	4	4	3	6	6	6	2	2
4	4	8	4	4	3	3	9	3	3	3
4	3	5	5	9	9	9	9	9	4	4
4	3	3	5	5	5	9	9	9	4	4
2	2	6	6	8	8	1	7	7	7	7
6	6	6	8	8	8	8	9	7	7	7
6	5	5	3	3	8	8	9	9	9	9
5	5	5	3	2	2	9	9	9	9	1

5	5	3	4	4	3	3	4	4	4	4
5	3	3	4	4	3	5	5	5	5	5
5	5	2	2	5	7	7	8	8	8	8
2	2	4	5	5	7	7	8	8	3	3
4	4	4	5	5	7	7	7	8	8	3
3	3	3	9	9	9	9	9	6	6	6
6	2	2	6	4	4	3	9	9	6	6
6	6	6	6	4	4	3	3	9	9	6
8	8	8	8	8	8	5	5	3	3	3
8	8	4	4	4	4	5	5	5	2	2

2	2	3	3	3	6	6	2	2	8	8
4	4	4	4	6	6	4	4	4	4	8
3	3	3	6	6	3	2	2	6	6	8
2	2	7	7	7	3	3	6	6	8	8
5	5	5	7	7	7	7	6	6	8	8
5	3	3	3	4	4	4	4	5	5	5
5	2	2	7	7	7	7	2	5	5	1
8	8	8	8	7	7	7	2	3	3	3
8	8	2	2	1	3	3	3	4	4	2
8	8	3	3	3	1	2	2	4	4	2

4	4	7	7	7	4	4	4	4	2	2
4	4	2	2	7	7	5	5	3	3	3
2	2	4	4	7	7	5	5	5	4	4
8	8	3	4	4	8	8	8	8	4	4
8	8	3	3	8	8	8	8	3	3	3
8	8	8	8	7	7	6	6	6	6	6
5	4	4	4	4	7	7	7	7	7	6
5	9	9	9	9	4	4	4	4	5	5
5	9	9	9	9	9	2	2	3	3	5
5	5	2	2	4	4	4	4	3	5	5

2	2	6	6	5	5	5	3	8	8	8
4	4	6	6	5	5	3	3	8	8	8
4	4	6	6	9	9	9	9	9	8	8
6	6	8	8	9	9	9	9	4	4	4
6	6	6	8	8	7	7	7	4	3	3
6	8	8	8	8	7	7	7	7	3	2
7	7	7	7	3	3	3	5	5	5	2
7	7	7	8	8	8	8	5	5	7	7
8	8	8	8	5	5	7	7	7	7	5
3	3	3	5	5	5	7	5	5	5	5

8	3	3	3	6	6	8	8	8	2	2
8	6	6	6	6	8	8	7	8	8	8
8	8	8	8	8	2	2	7	7	7	3
4	4	4	4	8	7	7	7	4	4	3
2	2	7	7	7	5	5	5	4	4	3
5	5	5	5	7	7	7	5	5	8	8
2	2	5	9	7	8	8	8	8	8	8
3	3	3	9	9	9	6	6	6	6	6
9	9	9	9	9	7	7	7	7	7	6
5	5	5	5	5	4	4	4	4	7	7

	4						5			
8	8		8	3	6	6		3		5
		8		4				6	2	
	4			4		3	9		3	3
4	3	5		9				9		
4					5		9	9		4
	2	6		8	8				7	7
			8		8	8	9	7	7	7
6		5			8	8		9	9	9
	5		3		2	9		9	9	

	5					3			4	
		3	4		3					5
	5		2	5	7					8
	2	4	5			7	8		3	3
4				5			7		8	
3				9				6		
6	2						9		6	
				4	4	3		9		
8	8				8	5		3		3
	8			4				5		2

2				3				2		
4			4		6	4			4	
		3					2	6	6	
	2			7	3		6		8	
		5				7	6			
			3				4	5	5	5
		2	7		7	7		5	5	
				7	7	7	2	3		
		2	2					4	4	2
8		3			1	2	2			

		7				4		4	2	
4		2			7			3		
	2		4	7	7			5	4	
	8	3				8		8		
			3					3	3	3
			8	7	7	6				6
		4						7		
	9	9	9	9	4				5	
5	9					2			3	5
		2	2	4				3		

	2		6	5		5	3		8	
	4				5				8	
4	4	6			9			9		
		8		9		9	9			4
						7	7	4	3	
6	8			8	7			7		2
7	7				3				5	
	7		8			8	5	5	7	7
8				5						
	3		5							5

			3		6		8		2	
					8					8
					2	2			7	
			4	8				4	4	3
	2									
			5			7		5	8	
	2	5								
	3		9		9	6				
9										6
5								4		7

3	3	3	6	6	6	6	6	3	3	3
5	5	5	2	2	6	2	2	5	5	5
2	2	5	5	6	4	6	6	6	5	5
6	6	6	6	6	4	4	4	6	6	6
2	2	5	5	5	5	8	8	8	8	8
4	4	1	2	2	5	8	7	7	8	8
6	4	4	3	3	3	7	7	5	5	5
6	6	8	8	8	8	7	7	7	5	5
6	6	6	4	8	8	8	8	6	6	6
3	3	3	4	4	4	2	2	6	6	6

2	6	5	5	5	5	5	2	2	5	5
2	6	6	6	6	6	3	3	3	5	5
4	4	4	4	2	2	5	5	5	3	5
7	7	7	3	3	3	8	5	5	3	3
7	7	7	7	8	8	8	8	8	8	8
4	4	4	4	3	3	3	5	5	5	5
6	6	6	6	6	6	7	7	7	7	5
4	4	4	4	3	3	7	7	7	9	9
3	3	3	2	2	3	2	2	9	9	9
2	2	5	5	5	5	5	9	9	9	9

3	3	3	8	2	2	5	5	5	5	5
4	4	8	8	4	4	4	4	3	3	3
4	4	8	8	5	5	3	3	9	9	9
8	8	8	5	5	5	3	9	9	9	9
4	4	4	7	7	7	7	9	9	5	5
4	2	2	7	7	7	8	8	8	8	5
5	5	5	4	4	8	8	8	8	5	5
5	8	8	4	4	7	7	7	7	4	4
5	8	8	7	7	7	3	3	3	4	4
8	8	8	8	5	5	5	5	5	2	2

9	9	9	9	3	3	3	7	7	8	8
9	9	9	9	7	7	7	7	7	8	8
3	3	3	9	2	6	8	8	8	8	2
4	4	4	4	2	6	6	6	6	6	2
7	7	7	7	7	8	8	8	8	8	8
7	7	9	9	9	9	8	8	5	2	2
6	6	3	3	3	9	9	5	5	5	5
6	6	8	8	9	9	9	4	4	4	4
8	6	6	8	6	6	6	6	6	6	2
8	8	8	8	2	2	4	4	4	4	2

3	3	5	5	5	5	4	4	4	4	9
3	4	4	3	3	5	9	9	9	9	9
5	5	4	4	3	4	4	4	4	9	9
5	5	5	2	6	6	6	6	6	6	9
3	3	3	2	3	3	3	7	7	7	7
9	9	9	9	9	9	9	9	7	7	5
9	6	6	5	5	5	5	5	7	5	5
6	6	6	6	3	3	3	2	2	5	5
3	3	4	4	5	5	5	4	4	4	4
1	3	4	4	2	2	5	5	3	3	3

9	9	9	9	4	4	4	4	3	3	3
9	9	9	9	9	5	5	5	5	5	2
1	8	8	8	8	8	8	2	2	4	2
7	7	7	5	5	8	8	1	4	4	4
7	7	7	7	5	5	5	2	2	3	3
8	8	8	8	8	8	8	8	4	3	1
3	3	3	5	5	5	5	5	4	4	4
4	4	4	4	9	9	9	9	9	3	3
3	3	3	5	5	5	9	9	9	9	3
2	2	1	5	5	6	6	6	6	6	6

3							6	3		3
5			2		6		2		5	
2						6	6		5	
6					4			6		6
2		5		5	5					
4		1			5		7	7	8	
		4	3		3	7	7		5	
		8						7		
6				8			8		6	6
3				4		2				

		5				5		2	5	
2	6							3		
	4			2		5			3	
7	7	7	3			8				3
			7							8
4			4	3			5	5		
6		6			6			7		5
4					3	7	7		9	
3			2				2	9		
	2	5					9			

3				2						5
4		8		4			4			3
4							3		9	9
8			5		5	3		9		
4								9	5	
	2	2		7		8			8	
5		5	4	4	8				5	
		8						7		
5	8	8	7			3	3		4	
							5		2	

			9	3		3			8	
9	9				7					
3						8			8	
4			4	2	6					2
					8					
7	7	9					8		2	2
		3				9	5		5	
		8				9	4			
8	6		8	6					6	
8				2					4	2

	3		5			4				
	4		3	3		9				
		4			4					
		5	2		6					
	3	3		3			7			
9							9			5
	6	6	5		5				5	5
6			6			3	2		5	
3	3						4			4
	3		4		2		5		3	

9	9	9	9				4	3		
	9	9		9	5		5		5	
	8					8			4	2
	7	7	5		8		1	4	4	
7	7		7					2		
	8							4		1
		3	5					4		4
			4	9				9	3	
3		3	5			9	9			
		1			6					

3	3	3	4	4	4	8	8	8	8	8
4	4	6	6	6	4	8	8	8	6	2
4	4	6	6	6	9	9	6	6	6	2
7	7	7	5	5	9	9	6	6	7	7
7	7	5	5	5	9	9	7	7	7	8
7	7	3	3	3	9	9	9	7	7	8
9	9	5	5	2	2	8	8	8	8	8
9	3	5	5	5	7	7	7	7	7	8
9	3	3	2	2	7	7	5	5	5	5
9	9	9	9	9	2	2	3	3	3	5

4	4	6	6	6	8	8	6	6	5	5
4	4	6	6	6	8	8	6	5	5	5
3	3	3	8	8	8	8	6	3	3	3
7	7	7	7	7	7	7	6	6	2	2
4	4	4	4	8	8	8	8	8	8	8
3	3	3	7	7	7	6	6	6	6	8
7	7	7	7	5	5	5	2	2	6	6
3	3	3	5	5	3	3	3	4	4	4
8	8	8	8	4	9	9	9	9	9	4
8	8	8	8	4	4	4	9	9	9	9

4	4	4	4	7	7	7	7	7	2	2
3	3	3	7	7	6	4	4	4	4	1
6	6	6	2	2	6	6	5	5	5	3
6	4	4	4	4	6	6	6	5	5	3
6	6	2	2	5	5	4	4	4	4	3
2	2	7	7	7	5	5	5	7	7	7
4	4	4	4	7	7	6	6	2	2	7
5	5	3	3	3	7	6	6	7	7	7
5	5	5	6	6	7	6	6	8	8	2
6	6	6	6	8	8	8	8	8	8	2

9	9	6	6	6	6	2	2	5	5	5
9	9	6	6	4	4	4	4	6	5	5
9	9	9	9	9	6	6	6	6	6	2
3	3	3	4	4	4	4	5	5	5	2
4	4	7	7	7	2	2	5	5	6	6
4	4	7	5	5	5	5	6	6	6	6
7	7	7	3	3	3	5	8	8	8	8
3	3	3	2	2	7	7	8	8	8	8
2	2	9	9	9	9	7	7	7	7	7
9	9	9	9	9	2	2	4	4	4	4

2	2	4	3	3	6	6	4	4	4	4
4	4	4	3	6	6	5	5	5	2	2
8	8	8	8	6	6	5	5	3	3	3
8	8	8	8	4	4	4	4	6	4	4
9	9	9	9	9	7	7	7	6	4	4
9	9	9	9	7	7	7	7	6	6	6
5	5	4	4	4	4	8	8	8	8	6
3	5	5	5	8	8	8	8	3	3	3
3	3	4	4	3	3	5	5	5	5	5
2	2	4	4	3	1	2	2	3	3	3

5	5	5	5	6	6	6	6	2	2	4
5	2	2	6	6	5	5	5	5	5	4
3	3	3	4	4	3	3	3	1	4	4
5	5	5	4	4	6	6	2	2	3	3
4	4	5	5	6	6	6	6	5	3	5
4	4	8	8	8	8	8	8	5	5	5
8	8	7	8	8	6	6	2	2	4	4
8	8	7	7	7	7	6	6	6	6	4
8	2	2	7	7	3	3	3	2	2	4
8	8	8	5	5	5	5	5	3	3	3

	3		4			8		8		
4	4	6	6	6				8	6	
							6			2
7		7	5	5			6			7
				5			7		7	
	7			3			9	7	7	
	9		5		2					
9		5			7				7	8
	3		2							
					2				3	5

	4				8					
	4		6		8			5		
		3	8		8	8		3		3
		7	7		7			6		2
			4							
	3	3	7	7						8
7						5		2		6
3			5				3			
8	8			4		9			9	4
				4		4				9

4			4				7		2	
	3		7			4		4		
		6		2			5			
			4	4			6	5	5	
		2		5				4	4	3
2	2	7				5	5			
			4	7				2	2	
	5	3		3	7					7
		5	6		7		6	8	8	2
				8						

		6			6	2				
		6	6	4					5	
				9	6				6	2
		3		4			5		5	
	4			7	2				6	
		7		5			6			6
7		7	3		3			8		
3			2	2		7	8			
2	2								7	7
				9	2					4

2				3						4
4			3					5	2	
	8				6	5	5			3
8	8	8	8				4	6		4
				9		7			4	
			9	7			7			
5		4			4				8	6
			5		8		8			3
	3			3	3			5	5	
	2	4		3			2	3		

	5						6		2	4
		2	6		5	5			5	
3	3	3	4					1		
				4		6		2		3
	4		5	6			6		3	
		8	8				8			5
	8			8	6	6		2	4	4
	8						6			
		2		7			3	2	2	4
		8				5				3

5	5	8	8	8	8	8	8	4	4	1
5	5	5	8	8	7	2	2	3	4	4
3	3	7	7	7	7	6	6	3	3	5
9	3	7	7	9	9	9	6	6	5	5
9	9	9	9	9	2	2	6	6	5	5
3	3	3	2	2	4	4	4	4	6	6
9	9	9	3	3	3	2	2	8	6	6
9	9	9	9	9	9	8	8	8	6	6
8	8	8	8	4	4	4	4	8	8	8
8	8	8	8	6	6	6	6	6	6	8

2	2	6	6	6	2	2	9	9	9	9
3	3	6	6	6	7	7	7	7	7	9
3	8	8	8	8	8	8	7	7	9	9
4	2	2	5	8	8	3	3	3	9	9
4	4	4	5	5	5	5	6	6	6	6
6	6	6	6	6	4	4	4	4	6	6
6	5	5	5	2	2	7	7	7	8	8
7	7	7	5	5	7	7	7	7	8	8
7	7	7	7	6	6	6	6	6	8	8
4	4	4	4	6	4	4	4	4	8	8

2	2	7	7	7	7	4	4	3	3	1
4	4	4	4	7	7	4	4	3	2	2
6	6	2	2	7	8	8	8	8	8	8
6	6	3	3	3	8	8	7	7	7	7
6	6	2	2	6	6	6	6	6	6	7
2	2	8	8	2	2	3	3	3	7	7
8	8	8	8	6	6	6	6	6	6	3
8	8	4	4	7	7	7	7	7	7	3
2	2	4	4	3	3	3	7	2	2	3
7	7	7	7	7	7	7	3	3	3	1

3	3	3	2	2	7	4	4	3	3	3
2	2	6	6	7	7	4	4	2	2	5
6	6	6	6	7	7	2	2	5	5	5
4	4	8	8	7	7	6	6	6	6	5
4	4	8	8	5	5	5	5	5	6	6
5	5	5	8	8	3	6	6	4	4	4
5	5	8	8	3	3	6	6	4	2	2
1	4	4	4	4	7	6	6	3	3	3
5	5	5	5	5	7	7	7	7	7	7
3	3	3	2	2	6	6	6	6	6	6

3	3	3	4	4	9	9	4	4	4	4
4	4	5	5	4	4	9	9	9	9	9
4	4	5	5	5	3	3	3	8	9	9
3	3	3	4	4	4	4	8	8	2	2
4	4	6	6	6	6	2	2	8	8	8
4	4	6	6	5	5	5	5	5	8	8
2	2	4	4	4	4	3	3	3	6	6
3	3	3	2	2	3	4	4	6	6	6
8	8	8	8	3	3	4	4	7	7	6
8	8	8	8	7	7	7	7	7	2	2

3	5	5	5	2	2	9	9	7	7	1
3	5	5	6	6	6	9	9	9	7	7
3	2	2	6	6	6	9	9	9	9	7
4	4	4	2	2	4	4	4	4	7	7
4	2	2	5	5	5	5	5	3	8	8
7	7	7	7	7	7	7	3	3	8	8
5	5	5	5	5	4	4	4	4	8	8
4	4	4	4	3	3	3	7	7	8	8
2	2	5	5	8	8	8	8	7	7	7
5	5	5	2	2	8	8	8	8	7	7

	5	8					8	4		
				8	7		2		4	4
	3	7						3		
9		7	7			9		6	5	
						2	6	6		
3		3		2			4		6	6
		9		3		2		8	6	
9					9	8				
8		8	8	4			4			8
		8			6					

	2					2				
	3	6						7	7	
		8				8		7		
	2	2	5	8		3	3	3		9
4						5				6
6			6					4	6	
	5			2			7	7	8	
7		7		5		7				8
7	7		7					6	8	
	4							4		8

2			7			4	4			1
4			4			4				2
	6		2		8					8
6			3			8			7	
			2		6			6	6	
	2				2	3				
			8		6					3
8	8	4		7				7	7	
2			4	3				2	2	
7								3		

3				2						3
	2	6	6			4			2	5
6			6		7		2		5	
		8		7		6				
	4	8		5						6
5		5				6	6			4
		8		3		6				2
				4	7					3
5		5	5	5						7
3				2						6

3					9		4	4		
		5		4						
4	4	5		5			3		9	9
		3	4			4				2
				6			2			8
4	4	6		5				5		
	2	4				3			6	6
	3		2			4		6		
8	8	8		3		4			7	
				7					2	

3					2			7		
3		5		6	6			9	7	
		2			6					
	4		2		4			4	7	
		2		5		5				
					7	7	3		8	
5	5	5		5	4			4		8
		4			3				8	
2	2			8		8	8		7	
		5	2					8		

4	4	7	5	5	5	5	5	6	6	6
4	4	7	7	7	7	7	7	6	6	6
6	6	6	6	2	2	4	4	3	3	3
6	6	5	5	5	5	5	4	4	5	5
8	8	8	8	6	6	6	6	6	6	5
7	7	7	8	8	8	8	2	2	5	5
2	2	7	7	7	7	5	3	3	3	4
8	8	4	4	4	4	5	5	4	4	4
8	8	8	8	2	2	5	5	3	3	3
2	2	8	8	3	3	3	4	4	4	4

7	7	7	7	7	7	7	4	4	3	1
2	2	6	6	6	2	2	4	4	3	3
4	4	4	4	6	6	6	2	2	4	4
2	2	3	3	3	4	4	3	3	3	4
4	4	4	4	2	2	4	4	8	8	4
7	7	7	7	7	7	7	2	2	8	8
2	2	5	4	4	5	4	4	4	4	8
5	5	5	4	4	5	5	3	3	8	8
5	2	2	6	6	5	5	3	2	2	8
6	6	6	6	4	4	4	4	3	3	3

2	2	5	5	9	9	9	9	5	5	5
5	5	5	9	9	9	9	9	3	5	5
3	3	3	8	8	2	2	3	3	2	2
2	2	8	8	8	8	5	2	2	4	4
6	6	6	8	8	5	5	5	5	4	4
2	2	6	6	6	3	7	7	7	7	7
3	3	3	2	2	3	3	6	6	7	7
5	5	5	5	5	4	4	6	3	3	3
2	2	9	9	9	4	4	6	6	6	1
9	9	9	9	9	9	2	2	3	3	3

4	4	3	3	7	7	7	7	7	2	2
4	4	3	5	5	7	7	5	5	5	5
2	2	5	5	5	8	8	7	7	7	5
3	3	3	2	2	8	8	8	8	7	7
8	8	7	7	7	2	2	8	8	7	7
8	8	8	8	7	7	7	7	3	3	3
3	5	5	8	8	6	6	6	6	6	6
3	3	5	5	5	7	7	7	3	3	3
2	4	4	4	4	7	7	8	8	8	8
2	1	3	3	3	7	7	8	8	8	8

4	4	4	5	5	5	5	3	5	2	2
4	9	9	5	2	2	3	3	5	4	4
9	9	9	3	3	3	5	5	5	4	4
9	9	9	9	2	2	6	6	6	2	2
4	4	4	4	5	5	5	5	6	6	6
7	7	7	7	5	4	4	4	4	7	7
4	4	7	7	7	8	8	8	7	7	5
4	4	8	8	8	8	8	7	7	7	5
3	3	3	6	6	6	6	6	5	5	5
4	4	4	4	3	3	3	6	3	3	3

2	5	5	5	5	5	2	2	3	3	3
2	7	7	7	7	7	8	4	4	4	4
4	4	7	7	5	5	8	8	8	3	3
4	4	5	5	5	8	8	8	8	3	2
2	2	8	2	6	6	6	5	5	5	2
8	8	8	2	3	3	6	5	5	4	4
8	8	8	8	3	6	6	2	2	4	4
4	4	6	6	2	2	5	5	3	3	3
4	6	6	5	5	1	3	5	5	5	4
4	6	6	5	5	5	3	3	4	4	4

Puzzle 187-192

		7	5							
4								6	6	6
6	6		6		2	4			3	
	6		5						5	5
		8		6						
	7				8			2	5	
	2	7			7	5	3			4
	8	4			4	5			4	
					2			3		3
2	2					3				4

7									3	
2			6		2			4	3	3
	4		4					2		
	2	3	3		4			3	3	4
			4		2		4	8		
						7		2		
	2	5		4	5		4	4		
		5				5	3			
		2	6	6		5		2	2	
							4	3		

	2									
5			9	9	9	9		3	5	5
	3				2					2
2	2					5	2			4
6				8	5				4	
2				6		7				
3		3	2			3		6		7
	5					4	6	3		3
	2	9	9			4				
	9						2	3	3	

		3		7					2	
4		3	5	5		7	5			
2						8	7			5
3			2	2				8		
8	8			7		2	8			
		8			7	7	7		3	3
3	5			8			6			
	3						7	3		3
	4		4			7				8
	1	3				7				

		4				5	3		2	
4		9			2			5	4	
					3				4	4
9	9	9			2					2
4							5			6
7				5	4			4		7
		7								
	4	8				8	7	7	7	
3		3		6					5	
4		4				3	6			3

2		5				2			3	
	7	7			7		4	4		4
4			7		5	8		8	3	
										2
2	2		2	6		6	5		5	2
				3		6				
	8				6	6		2	4	
	4	6	6			5		3	3	
	6				1				5	4
		6	5		5	3		4		

6	6	6	6	6	4	4	4	4	2	2
2	6	3	3	3	6	6	6	6	6	6
2	4	4	2	2	4	4	4	4	2	2
4	4	7	7	7	7	7	7	6	6	6
2	2	4	4	4	4	6	7	6	6	6
5	3	3	3	2	2	6	6	5	3	1
5	5	5	5	6	6	6	5	5	3	3
3	3	3	7	7	7	5	5	3	4	4
8	8	8	7	7	7	7	3	3	4	4
8	8	8	8	8	6	6	6	6	6	6

2	2	9	9	9	9	9	4	4	4	4
3	3	3	9	9	9	9	7	7	7	7
4	4	4	5	2	2	7	7	7	8	8
4	2	2	5	5	5	5	8	8	8	8
3	3	3	4	4	2	2	8	8	3	3
8	8	8	4	4	3	3	3	2	2	3
8	8	8	6	6	2	2	6	4	4	4
8	8	6	6	4	4	4	6	6	6	4
2	2	6	6	7	7	4	6	6	3	3
3	3	3	2	2	7	7	7	7	7	3

3	3	3	6	6	6	6	2	2	5	5
7	7	4	4	4	4	6	6	5	5	5
7	7	7	5	5	5	5	8	8	8	8
2	2	7	7	5	8	8	8	8	2	2
4	4	4	4	2	2	5	5	5	5	5
9	9	9	9	9	4	4	4	3	3	3
9	9	8	8	8	8	8	4	5	5	5
9	9	4	4	4	4	8	8	8	5	5
2	2	5	5	5	7	7	7	7	7	7
3	3	3	5	5	3	3	3	2	2	7

8	8	8	8	8	8	2	2	8	8	8
8	8	4	2	2	3	1	7	2	2	8
2	2	4	4	4	3	3	7	7	8	8
3	3	3	9	9	5	5	5	7	8	8
4	4	6	9	9	9	5	5	7	7	7
4	4	6	6	9	9	9	9	3	3	3
8	8	6	6	8	8	8	8	4	4	4
3	8	8	6	2	2	8	8	8	8	4
3	3	8	8	8	8	3	5	3	3	3
5	5	5	5	5	3	3	5	5	5	5

5	5	3	8	8	8	8	4	4	4	4
5	5	3	3	8	8	2	2	3	3	3
5	2	2	8	8	3	3	3	2	4	4
3	3	3	2	2	5	5	5	2	4	4
2	2	7	7	7	5	5	6	6	6	6
8	8	8	7	7	7	6	6	3	3	3
8	8	8	8	8	7	4	4	4	4	2
3	9	9	9	9	9	9	8	8	8	2
3	3	9	9	9	2	2	8	5	5	5
2	2	3	3	3	8	8	8	8	5	5

3	3	3	2	2	4	4	4	4	9	9
2	2	4	4	9	9	9	9	9	9	9
6	6	6	4	4	6	6	6	6	6	6
2	2	6	6	6	9	9	9	9	2	2
4	4	9	9	9	9	9	2	2	6	6
4	4	2	2	3	3	3	1	4	4	6
5	5	5	7	7	7	6	6	4	4	6
5	5	7	7	6	6	6	6	5	5	6
4	4	7	7	3	4	4	5	5	5	6
4	4	2	2	3	3	4	4	3	3	3

	6			6		4				2
		3		3	6	6				
2			2		4		4			2
4								6	6	6
	2	4			4	6	7	6	6	
5		3			2	6			3	
			5		6		5		3	3
3		3			7	5		3	4	
		8		7						
				8	6					6

2										4
3					9					7
4			5		2	7	7	7		
	2	2				5	8			
		3				2			3	
	8	8	4				3		2	3
		8	6			2		4		4
	8					4				4
	2	6				4	6			3
	3			2			7		7	

		3	6					2		
	7	4					6	5		
			5							8
	2	7		5	8					2
	4				2	5				5
9					4					3
9		8							5	5
9		4								
2		5			7					
3					3				2	7

8								8		
8	8	4	2			1	7	2		8
2				4					8	
3					5		5		8	
4		6				5	5			7
		6	6			9				3
8	8	6		8			8			
			6		2			8	8	4
	3	8			8	3		3		
				5		3				5

		3								4
			3		8		2		3	
5		2			3	3	3	2	4	
	3		2							4
	2		7			5				6
	8	8		7		6		3		
8				8					4	2
	9		9			9			8	
3			9	9	2		8	5	5	5
2				3	8					

3				2	4			4		
	2									9
			4							6
	2	6		6	9	9	9	9		2
	4	9				9			6	6
			2	3			1		4	
5		5						4		
	5			6		6		5	5	6
	4		7		4		5			
			2	3				3		

5	5	5	5	5	2	2	4	4	4	4
4	4	4	4	6	6	6	6	6	6	2
6	6	6	8	8	5	5	5	5	5	2
6	6	6	8	8	8	8	8	8	3	1
5	5	5	5	5	4	4	4	4	3	3
1	4	4	3	3	3	7	7	7	2	2
4	4	8	7	7	7	7	6	6	3	3
8	8	8	8	8	8	4	4	6	6	3
6	6	6	4	4	8	4	4	3	6	6
6	6	6	4	4	2	2	3	3	2	2

6	6	6	9	9	8	8	8	3	3	3
6	6	6	9	9	8	8	4	4	4	4
8	8	9	9	9	8	8	8	3	3	3
8	8	9	9	4	4	4	4	6	6	6
8	8	4	3	3	3	6	6	6	4	4
8	8	4	4	4	8	8	8	4	4	3
5	5	5	5	5	8	8	8	8	8	3
3	3	3	7	7	3	3	3	2	2	3
4	4	5	5	7	7	7	5	5	5	5
4	4	5	5	5	7	7	3	3	3	5

7	7	7	7	7	4	4	7	7	7	7
3	3	3	7	7	4	7	7	3	3	2
4	4	4	4	3	4	7	4	4	3	2
3	5	5	5	3	3	6	6	4	4	5
3	3	5	5	6	6	6	6	5	5	5
7	7	7	7	7	3	3	3	5	2	2
4	4	4	4	7	7	2	2	3	3	3
5	5	5	5	5	6	6	6	5	5	5
4	4	3	3	3	6	6	6	3	5	5
4	4	2	2	4	4	4	4	3	3	1

2	2	5	5	4	4	4	4	7	2	2
6	6	5	5	5	7	7	7	7	4	4
6	6	6	4	4	7	7	2	2	4	4
5	5	6	4	4	5	5	5	5	5	8
5	5	5	2	2	8	8	8	8	8	8
3	3	3	8	8	2	2	3	3	3	8
5	5	5	8	5	5	5	2	2	4	4
5	5	8	8	5	5	6	6	4	4	5
2	3	8	8	4	4	6	6	6	5	5
2	3	3	8	4	4	2	2	6	5	5

4	4	4	6	6	6	5	5	5	5	5
4	6	6	6	5	5	3	3	3	4	4
3	3	3	5	5	5	8	8	8	4	4
4	4	5	3	3	3	8	2	2	6	6
4	4	5	5	5	5	8	6	6	6	6
7	7	7	7	8	8	8	9	9	9	9
7	7	7	9	9	9	9	9	5	5	5
5	2	2	3	3	3	2	2	5	5	3
5	5	4	5	5	5	5	5	4	4	3
5	5	4	4	4	3	3	3	4	4	3

8	8	8	8	8	8	8	6	6	6	2
3	3	8	9	9	9	9	6	6	6	2
3	9	9	9	9	9	8	8	8	3	1
4	4	4	4	8	8	8	8	8	3	3
9	9	9	9	9	9	3	3	3	4	4
3	3	3	9	9	9	8	8	4	4	8
4	6	6	6	6	6	8	8	8	8	8
4	6	8	8	8	8	2	2	4	2	2
4	4	8	8	8	8	6	6	4	4	4
3	3	3	4	4	4	4	6	6	6	6

5			5		2			4		
		4		6			6		6	
6	6	6		8	5				5	
		6		8						1
5				5	4					
		4		3					2	
4	4		7				6		3	
		8				4	4			
6	6	6	4							
		6			2			3	2	

		6		9	8					3
6	6	6		9	8					4
	8	9					8	3		3
							4		6	
					3					4
	8	4		4		8	8	4		
				5	8	8			8	
		3	7	7		3			2	3
	4	5				7				
			5		7				3	5

7				7		4				7
3										
	4								3	2
	5			3			6		4	5
	3	5		6						
7					3			5	2	
4						2	2	3		
5							6	5		5
		3				6		3	5	
	4	2					4			

	2			4					2	
	6		5		7				4	
6			4	4		7	2			
5	5			4	5					
				2	8					
	3	3		8	2		3			
	5	5				5	2			
5			8			6		4		
2	3			4	4				5	
		3				2	2		5	

		4	6	6		5				
		6				3			4	
		3	5		5					
	4	5			3		2	2	6	6
4	4		5		5	8	6			6
		7		8		8			9	
7								5		5
	2	2			3		2	5		
	5	4	5		5	5	5			
					3				4	3

8						8	6	6	6	
		8	9	9		9	6	6	6	
3				9	9	8				1
		4					8			3
				9	9			3	4	
		3	9	9	9	8	8			8
4			6	6	6					
	6	8					2			2
4			8	8	8					4
3			4							6

4	4	8	8	8	8	5	5	5	5	5
4	4	3	3	3	8	8	8	3	3	3
9	9	9	9	9	6	6	8	5	2	2
9	9	4	4	4	4	6	6	5	5	1
9	9	2	2	3	3	6	6	4	5	5
4	4	4	4	3	1	2	2	4	4	4
7	7	7	7	7	7	5	5	5	5	5
5	5	5	5	5	7	2	2	7	2	2
4	4	4	4	8	8	4	4	7	7	7
8	8	8	8	8	8	4	4	7	7	7

8	5	5	5	5	5	9	9	9	9	8
8	8	8	6	9	9	9	7	7	7	8
8	8	6	6	9	9	7	7	7	7	8
8	8	6	6	6	3	3	3	8	8	8
2	2	3	3	3	2	2	5	5	8	8
3	4	4	9	9	9	9	9	5	5	5
3	3	4	7	7	7	9	9	9	9	4
2	2	4	7	7	6	6	6	4	4	4
3	3	3	7	7	6	6	6	3	3	3
2	2	9	9	9	9	9	9	9	9	9

4	2	2	4	4	4	4	5	5	5	5
4	4	4	6	6	6	6	6	6	3	5
8	8	8	8	7	7	1	4	4	3	3
8	8	7	7	7	3	3	3	4	4	2
8	8	7	7	6	6	6	5	5	5	2
4	4	4	4	6	6	6	5	5	4	4
5	5	5	5	5	1	3	3	3	4	4
9	9	3	3	3	4	4	4	4	2	2
9	9	9	9	8	8	8	8	3	3	3
9	9	9	8	8	8	8	4	4	4	4

4	4	4	4	3	3	3	8	8	8	8
9	9	9	9	9	2	2	8	8	8	8
6	6	6	9	9	8	8	5	5	5	4
6	6	6	9	9	8	5	5	4	4	4
8	8	8	8	4	8	8	8	6	6	6
8	8	8	8	4	6	8	8	6	6	6
3	3	3	4	4	6	6	6	4	4	2
2	2	5	5	5	5	6	6	4	4	2
3	3	3	5	2	2	4	4	3	3	3
4	4	4	4	3	3	3	4	4	2	2

9	9	9	9	9	9	9	4	4	4	4
9	9	6	6	6	6	5	5	5	5	5
2	2	6	6	2	2	4	4	3	3	3
9	9	9	9	9	9	3	4	4	2	2
2	2	9	9	9	3	3	2	2	3	3
4	4	5	5	2	2	4	4	4	4	3
4	4	5	6	6	6	6	6	6	2	2
2	2	5	5	8	8	8	8	8	8	3
7	7	7	2	2	5	5	8	8	3	3
2	2	7	7	7	7	5	5	5	2	2

2	3	3	8	8	5	5	9	9	9	2
2	3	8	8	5	5	5	9	9	9	2
3	5	5	8	8	3	3	9	3	3	3
3	3	5	8	8	3	8	9	9	8	8
8	8	5	5	2	2	8	8	8	8	8
8	8	8	8	8	8	7	7	7	2	2
2	2	6	6	6	6	7	4	4	4	4
7	7	7	6	6	9	7	7	7	2	2
7	4	4	4	4	9	9	9	9	4	4
7	7	7	2	2	9	9	9	9	4	4

4	4	8			8	5				
	4		3					3		3
				9	6			5		
	9	4			4		6	5		1
	9	2				6	6	4	5	
	4	4			1					4
7						5				5
5					7	2		7		2
4					8	4	4			7
8										

8	5								9	
			6	9					7	
		6			9	7		7	7	
	8	6			3					8
	2	3		3		2	5		8	
	4							5		5
3			7		7	9				
2				7		6		4		4
	3		7	7		6		3		
2			9							

	2		4							
4			6					6		5
8										3
8		7			3		3	4	4	
8	8	7	7	6	6	6				2
	4			6		6		5		
5								3	4	
9		3						4	2	
	9				8		8	3		
		9	8				4			

			4			3		8		8
	9				2	2				
6	6	6		9					5	4
6	6	6		9		5	5	4		
			8		8			6		
			8		6	8		6		
3	3	3		4				4		
2								4	4	2
3		3	5	2						3
	4			3				4	2	

9						9		4		
		6			6			5		5
2		6			2			3	3	
					9	3		4		2
	2	9						2	3	
	4				2				4	
	4							6		2
	2	5		8	8			8		3
			2		5		8		3	
	2				7		5			2

				8		5	9		9	2
2	3	8		5						
			8	8		3		3	3	
3	3			8		8			8	
8	8	5		2						
					8			7	2	
2	2		6							4
		7		6	9		7	7	2	2
				4						
		7		2				9	4	

3	3	3	4	4	4	4	2	2	9	9
8	2	2	7	7	7	6	3	3	3	9
8	8	8	7	7	7	6	6	6	6	9
3	8	8	7	4	4	1	2	2	6	9
3	8	8	4	4	2	2	9	9	9	9
3	4	4	5	3	3	5	5	5	5	5
1	4	4	5	5	3	2	2	4	4	4
2	2	6	8	5	5	8	8	4	3	2
4	4	6	8	8	8	8	8	3	3	2
4	4	6	6	6	6	5	5	5	5	5

5	5	5	5	4	4	5	5	5	2	2
6	6	6	5	4	4	5	5	3	3	3
6	6	6	3	3	3	4	4	4	4	1
7	7	7	2	2	7	7	7	7	2	2
7	7	7	7	4	4	4	4	7	7	7
8	8	8	8	6	6	6	6	4	4	4
8	8	8	3	2	2	6	6	2	2	4
2	2	8	3	3	4	4	8	8	8	8
3	3	3	2	2	4	4	8	8	8	8
5	5	5	5	5	2	2	4	4	4	4

4	4	4	4	8	8	5	5	5	4	4
8	8	2	2	8	8	8	5	5	4	4
8	8	4	4	5	5	8	8	8	3	3
8	8	7	4	4	5	5	5	4	4	3
8	8	7	7	7	7	7	7	3	4	4
6	6	6	6	4	4	4	4	3	3	2
3	3	3	6	6	3	3	3	5	5	2
8	8	8	8	8	9	9	9	5	5	5
5	5	5	5	8	9	9	9	6	6	6
2	2	5	8	8	9	9	9	6	6	6

3	3	3	5	8	8	8	8	8	2	2
5	5	5	5	8	8	8	4	4	4	4
7	7	7	7	7	7	7	6	6	6	6
4	4	4	4	3	3	5	5	5	6	6
3	3	3	6	3	5	5	4	3	3	3
2	2	6	6	6	6	6	4	4	4	8
7	7	7	4	4	8	8	8	8	8	8
7	7	7	4	4	6	6	6	6	6	8
7	3	3	3	7	7	7	7	6	4	4
6	6	6	6	6	6	7	7	7	4	4

6	6	6	6	2	2	4	4	8	8	8
4	4	6	6	3	3	4	4	8	8	8
4	4	9	9	3	7	7	7	3	8	8
9	9	9	9	7	7	7	7	3	3	5
9	4	4	4	4	3	3	3	2	2	5
9	9	6	6	6	4	2	2	5	5	5
6	6	6	2	2	4	4	4	6	6	6
7	7	7	5	5	5	5	5	6	6	3
7	7	7	7	3	3	3	4	4	6	3
5	5	5	5	5	2	2	1	4	4	3

1	2	2	4	4	7	6	6	6	4	4
3	3	3	4	4	7	7	7	6	4	4
5	5	5	5	5	7	7	7	6	6	3
9	9	9	9	9	9	9	9	9	3	3
6	6	6	6	6	6	3	3	3	2	2
3	3	3	4	4	4	4	6	6	6	6
4	4	5	5	5	8	8	6	6	4	4
4	4	5	5	8	8	8	8	8	4	4
2	7	7	7	7	7	8	5	5	5	5
2	7	7	3	3	3	4	4	4	4	5

3					4			2	9	9
	2	2	7	7	7	6	3			
8			7	7	7			6	6	
3	8		7			1			6	
	8	8			2		9	9		
		4		3						5
1	4	4			3		2			
			8	5			8	4		
	4					8	8	3		2
4	4			6				5		5

5					4		5	5	2	
	6		5	4	4		5			
6	6	6	3				4	4	4	1
			2		7	7				
7							4	7	7	7
8	8	8	8							
8			3		2	6	6		2	4
2						4			8	
3				2		4		8	8	8
5						2			4	

4	4									
		2					5	5	4	4
		4						8		
				4			5	4		3
	8						7	3		
		6					4			
3		3	6		3		3			2
8		8					9			5
				8			9		6	6
	2	5	8				9			

3		3							2	
	5			8		8	4			
7						7	6			
4					3					6
3				3		5	4			3
2						6	4		4	
7		7		4	8					8
		7						6		8
			3		7		7			4
					6			7		4

					2		4		8	
	4	6			3		4			
4	4	9		3			7	3		
			9						3	5
				4	3		3	2		
			6				2	5		
6		6	2				4		6	
			5				5	6		3
7	7			3		3		4		
5							1			

		2				6	6	6		
		3		4	7			6		4
				5	7				6	
	9							9		3
	6			6	6			3		2
		3		4						6
4	4	5		5	8	8		6	4	
				8	8		8	8		
2	7				7		5			5
					3	4			4	

6	6	6	2	2	3	3	3	4	4	4
6	8	8	5	5	5	5	5	2	2	4
6	6	8	8	8	8	8	8	6	6	6
4	4	7	7	7	7	7	3	6	6	6
4	4	7	7	6	6	5	3	3	8	8
8	8	8	6	6	6	5	6	6	6	8
8	2	2	6	5	5	5	6	6	6	8
8	8	8	8	4	4	3	8	8	8	8
6	6	6	6	4	4	3	3	4	4	4
6	6	3	3	3	5	5	5	5	5	4

3	2	2	6	3	3	6	6	4	4	4
3	3	6	6	6	3	6	6	4	2	2
5	5	5	5	6	6	4	6	6	3	1
5	2	2	1	5	5	4	4	4	3	3
1	3	3	3	5	5	5	6	6	6	6
4	4	7	7	7	7	7	6	6	2	2
4	4	7	3	2	2	7	5	5	5	5
5	5	5	3	3	7	6	6	6	4	5
2	2	5	5	7	7	6	6	6	4	4
4	4	4	4	7	7	7	7	2	2	4

2	2	3	3	3	2	2	9	9	9	9
3	3	2	2	5	5	3	5	5	9	9
3	7	4	4	5	3	3	5	5	5	9
7	7	4	4	5	5	8	8	8	9	9
7	7	7	7	3	6	8	8	8	8	8
8	8	8	3	3	6	6	6	6	4	4
8	8	8	8	8	4	4	4	6	4	4
2	2	3	3	3	4	8	8	8	8	1
5	9	9	9	9	8	8	8	8	4	4
5	5	5	5	9	9	9	9	9	4	4

4	4	8	8	8	8	2	2	4	3	1
4	4	8	8	8	8	4	4	4	3	3
3	3	3	4	4	2	2	5	5	2	2
4	2	2	4	4	5	5	5	6	6	6
4	4	4	2	2	6	6	8	8	6	6
5	5	5	3	6	6	8	8	8	8	6
5	5	3	3	6	6	8	8	5	5	5
2	2	6	2	2	3	3	3	9	9	5
6	6	6	6	4	2	2	9	9	9	5
3	3	3	6	4	4	4	9	9	9	9

4	4	8	8	8	8	8	8	8	2	2
4	4	3	3	8	3	5	5	5	5	5
2	2	3	4	4	3	3	9	9	9	9
6	6	6	4	9	9	5	5	5	5	9
6	6	6	4	9	9	5	9	9	9	9
4	4	9	9	9	9	6	5	5	5	5
4	4	9	3	4	4	6	6	5	2	2
6	6	6	3	4	4	6	6	3	7	7
6	6	6	3	2	2	6	3	3	7	7
2	2	4	4	4	4	2	2	7	7	7

2	2	3	3	3	2	2	4	4	6	6
4	4	5	5	5	5	5	4	4	3	6
4	4	2	2	4	4	2	2	3	3	6
3	3	3	4	4	3	3	3	2	2	6
2	2	9	9	9	9	9	4	4	3	6
3	3	3	9	9	9	9	4	4	3	3
4	4	4	4	5	5	5	5	5	4	4
6	9	9	9	9	9	9	9	2	2	4
6	6	6	2	2	9	9	3	3	3	4
6	6	3	3	3	6	6	6	6	6	6

		6	2		3	3		4		
			5			5		2		
	6					8		6		
	4				7			6		
	4			6	6	5	3		8	
		8					6	6	6	
		2		5	5			6	6	
		8		4		3				
				4						
6	6	3			5				5	4

		2				6	6			4
	3				3	6				2
5	5		5		6	4				1
5			1		5					
	3		3	5			6			
	4						6	6	2	
4	4				2	7	5	5		
				3	7	6			4	
	2		5						4	
			4				7	2		

	2			3	2					
3		2			5		5	5	9	
	7	4				3			5	
7		4		5				8		
						8	8			8
8	8	8	3					6		4
							4			4
2	2	3				8	8	8	8	
	9				8	8	8	8		
	5									4

	4	8					2	4		1
	4					4	4	4		
		3	4	4		2	5		2	
	2	2						6		
4				2		6	8		6	
5			3			8				6
	5	3						5		
	2		2			3	3	9	9	
	6			4		2				
3		3				4				

4		8						8	2	
		3		8	3	5		5		
2	2			4			9	9		
					9				5	9
	6	6	4	9					9	
	4	9								5
	4			4			6		2	2
	6	6		4			6			
6		6	3	2		6	3		7	
2			4				2	7		

	2			3		2		4		
	4					5	4	4		6
	4		2		4		2	3		
	3	3			3		3		2	
2				9		9	4		3	
3				9	9	9			3	
4				5				5	4	
	9								2	
6		6	2			9			3	
			3							6

2	2	4	2	2	8	8	7	7	7	7
4	4	4	3	3	3	8	8	7	7	7
3	3	3	4	4	4	4	8	8	8	8
5	5	5	3	3	3	5	5	3	2	2
4	4	5	5	6	5	5	5	3	3	7
4	4	7	7	6	6	6	4	4	7	7
7	7	7	7	7	6	6	4	4	7	7
2	5	5	5	3	3	5	5	5	7	7
2	3	5	5	3	5	5	4	4	4	4
3	3	2	2	7	7	7	7	7	7	7

8	8	8	8	2	2	3	3	3	6	6
4	4	8	8	8	8	5	5	5	6	6
9	4	4	5	5	4	4	4	5	5	6
9	3	3	3	5	5	5	4	2	2	6
9	9	5	5	7	7	7	7	7	7	7
9	9	7	5	5	5	8	8	8	4	4
9	9	7	7	7	7	2	2	8	4	4
9	6	6	6	6	7	7	8	8	8	8
4	4	4	4	6	6	2	2	6	6	6
5	5	5	5	5	3	3	3	6	6	6

2	2	9	9	9	9	9	9	9	9	9
5	7	7	7	7	7	7	7	6	6	6
5	5	8	8	4	4	4	4	6	6	6
5	5	8	8	8	8	8	7	7	3	2
3	3	8	6	6	4	4	7	3	3	2
3	6	6	6	6	4	4	7	7	7	7
5	5	5	5	5	3	9	9	9	9	9
3	9	9	2	2	3	3	9	9	9	9
3	3	9	9	9	7	7	7	7	2	2
9	9	9	9	4	4	4	4	7	7	7

4	4	4	4	8	8	7	7	7	7	3
8	8	8	8	8	8	7	7	7	3	3
2	2	4	6	6	6	6	4	4	2	2
3	3	4	4	4	6	6	4	4	3	3
9	3	6	6	6	7	7	7	7	7	3
9	9	6	6	6	7	4	4	2	2	1
9	9	3	3	3	7	4	4	3	3	3
9	9	9	6	6	6	6	8	8	8	8
9	5	5	5	5	5	6	6	8	8	8
2	2	1	3	3	3	4	4	4	4	8

8	8	8	8	7	7	7	7	4	4	4
8	8	8	8	7	7	7	4	2	2	4
4	4	4	4	2	2	4	4	4	6	2
6	6	6	3	3	3	2	2	6	6	2
6	6	6	7	7	7	6	6	6	4	4
1	4	4	4	4	7	7	7	7	4	4
3	3	3	5	5	5	5	5	6	6	6
5	5	5	3	3	3	2	2	6	6	6
5	5	3	4	4	4	4	5	5	5	5
2	2	3	3	1	2	2	5	3	3	3

9	9	9	9	9	7	5	5	5	5	5
9	3	3	3	9	7	7	7	7	7	7
2	2	1	9	9	2	2	3	3	3	2
4	4	3	1	3	3	3	5	5	5	2
4	4	3	3	2	2	5	5	2	2	1
7	7	7	7	3	3	2	2	5	9	9
7	7	7	2	3	5	5	5	5	9	9
3	3	3	2	6	2	2	3	3	3	9
2	2	6	6	6	5	5	9	9	9	9
3	3	3	6	6	5	5	5	3	3	3

2				2		8	7			
4			3		3					
3			4						8	8
5			3	3	3	5		3		2
			5	6					3	7
4	4		7			6	4		7	
				7			4		7	
			5			5			7	7
2		5		3	5	5	4			4
3		2							7	

				2	2	3				6
		8				5				
9		4	5		4				5	
	3		3	5	5				2	
			5		7					7
9		7				8			4	4
	9		7			2				
		6				7	8			8
			4	6		2	2	6	6	
				5	3					6

	2	9								9
5		7								
	5	8	8	4		4	4		6	
5				8		8		7	3	2
3			6	6		4				
				6		4	7			
				5	3	9		9	9	
	9		2	2		3				
3		9				7			2	2
9							4	7		

4			4		8		7			
					8			7	3	
	2					6		4	2	2
3				4	6	6	4	4		
	3		6	6						
9	9		6	6		4		2	2	
9	9			3	7	4		3		3
		9	6		6				8	
					5	6	6		8	
		1			3				4	8

			8	7				4		
8	8	8			7		4	2		
4					2	4				2
6	6	6			3		2			
	6	6		7			6		4	
				4	7		7	7		4
		3				5		6		6
	5				3	2			6	
		3	4			4				5
2	2					2	5			3

										5
9	3	3	3		7	7			7	7
		1		9	2		3			
4	4			3	3					
4	4		3		2	5		2		
					3		2		9	
7	7				5		5		9	
3	3		2		2			3		
	2	6			5		9			
	3				5			3		

4	4	4	4	8	2	2	1	4	4	1
6	6	8	8	8	3	3	3	5	4	4
6	6	6	6	8	8	8	8	5	5	5
5	9	9	9	9	9	9	9	5	2	2
5	5	5	5	7	7	7	9	9	3	3
4	4	4	3	3	3	7	7	7	7	3
4	3	6	6	6	6	8	8	8	8	4
3	3	6	6	3	3	8	8	8	8	4
5	5	5	5	3	6	6	3	3	3	4
3	3	3	5	2	2	6	6	6	6	4

6	6	6	3	4	4	2	2	3	8	8
6	6	6	3	3	4	4	3	3	8	8
4	4	7	7	7	7	7	7	7	8	8
4	4	2	2	5	5	5	2	2	8	8
3	3	9	9	9	5	5	4	4	4	4
7	3	9	9	9	9	9	9	1	2	2
7	7	8	8	5	5	5	5	5	3	1
7	7	8	8	6	6	7	7	7	3	3
7	7	8	6	6	6	7	7	4	4	2
8	8	8	2	2	6	7	7	4	4	2

8	8	4	4	9	9	9	9	7	7	7
8	8	4	4	9	9	9	9	7	7	7
8	8	6	6	2	2	9	2	7	2	2
8	6	6	4	4	4	4	2	3	3	3
8	6	6	3	5	5	5	5	1	2	2
4	4	3	3	5	4	4	4	4	3	3
4	4	2	2	6	6	6	6	6	6	3
3	3	3	8	8	8	8	8	8	8	8
5	2	2	3	3	5	5	5	3	3	3
5	5	5	5	3	5	5	4	4	4	4

8	8	8	8	8	8	8	8	3	3	3
2	2	6	6	6	2	2	4	4	4	4
3	3	6	6	6	3	5	5	5	6	6
3	5	5	8	8	3	3	8	5	5	6
5	5	5	8	8	8	8	8	6	6	6
3	3	3	9	9	1	3	3	3	4	4
5	5	5	9	9	8	8	8	8	4	4
5	3	3	9	9	6	6	8	8	8	8
5	3	2	2	9	6	6	6	6	3	3
2	2	1	9	9	4	4	4	4	3	1

5	5	5	5	5	4	4	4	4	7	7
3	3	3	4	4	7	7	7	7	7	4
2	2	4	4	6	6	6	6	6	6	4
4	4	5	5	5	5	4	4	2	2	4
4	4	5	3	3	3	4	7	7	7	4
3	3	8	8	8	8	4	7	7	7	7
3	7	7	7	8	8	6	6	6	6	3
7	7	7	7	8	8	4	9	6	6	3
5	5	5	5	4	4	4	9	9	9	3
5	3	3	3	2	2	9	9	9	9	9

8	8	3	3	3	4	4	4	4	7	7
8	8	6	6	6	7	7	7	7	7	6
8	8	6	6	6	5	5	5	5	5	6
8	8	4	4	4	4	2	2	6	6	6
3	3	3	6	6	7	7	7	7	6	4
1	6	6	6	6	7	7	7	4	4	4
5	5	5	5	5	2	2	6	6	6	6
8	8	8	8	8	8	6	6	5	5	2
8	8	6	6	2	2	5	5	5	3	2
6	6	6	6	3	3	3	2	2	3	3

4			4		2					
					3	3	3		4	4
	6	6	6	8		8				5
5	9		9					5		2
	5				7			9		3
4		4	3		3		7		7	
	3								8	4
	3		6	3	3		8	8		
				3		6	3	3		
		3	5		2			6		

	6		3	4			2			
6	6					4		3	8	
		7						7		
4		2	2		5		2			
3				9			4			4
	3					9		1		
		8	8	5				5		1
		8	8		6	7				
7			6				7	4		2
8			2		6	7	7	4		2

	8	4	4	9				7		
		4			9			7		7
		6			2	9				2
	6			4	4		2			3
	6	6					5		2	2
	4	3		5	4					
		2			6			6		3
3		3	8					8	8	
		2	3				5	3		
	5			3				4	4	

8							8	3		
2				6		2	4			
3		6			3	5		5	6	
	5	5	8	8					5	
			8							
3			9				3	3		
	5		9	9	8			8	4	4
5	3	3	9	9			8	8		
	3			9	6			6	3	3
		1	9	9			4		3	

				5	4					
		3			7					
	2		4	6						
	4			5	5			2	2	
4		5		3						4
		8	8		8	4	7	7		
3				8		6				
7				8		4		6	6	
			5	4						3
5	3				2		9			

	8		3		4					
	8	6	6	6	7					6
	8		6	6	5				5	
		4				2				
3		3	6	6		7			6	
				6			7			4
				5	2	2				6
				8		6				2
8	8		6	2		5			3	2
				3				2		

4	4	5	2	2	3	3	9	9	9	9
4	4	5	5	5	5	3	9	9	9	9
9	9	2	3	3	3	4	4	4	4	9
9	9	2	4	4	1	6	5	5	5	4
9	3	3	3	4	4	6	6	5	5	4
9	9	5	5	5	5	5	6	6	4	4
9	9	3	3	3	2	2	6	7	7	7
6	6	6	6	5	5	5	5	7	7	7
6	6	9	9	3	3	3	5	7	4	4
2	2	9	9	9	9	9	9	9	4	4

8	8	8	8	8	2	2	5	5	5	5
8	8	8	3	3	3	8	8	8	8	5
7	7	7	9	7	7	7	8	8	8	8
2	2	7	9	9	9	7	7	7	7	2
7	7	7	2	2	9	4	4	4	4	2
4	4	4	4	9	9	9	9	3	3	3
2	2	8	8	8	7	7	7	7	1	2
8	8	8	8	8	7	4	4	7	7	2
4	4	4	3	3	4	4	5	5	3	3
4	2	2	3	1	2	2	5	5	5	3

8	8	8	8	8	8	8	8	3	3	3
3	3	3	4	4	4	7	7	7	7	7
5	5	5	5	5	4	2	2	4	4	7
3	3	3	6	6	3	3	3	4	4	7
5	6	6	6	6	7	6	6	6	2	2
5	5	5	5	7	7	6	6	6	4	4
3	3	7	7	7	7	1	3	3	3	4
3	5	5	5	5	5	7	7	2	2	4
6	6	6	7	7	7	7	7	3	3	3
6	6	6	5	5	5	5	5	2	2	1

9	9	9	9	9	9	8	8	8	2	2
6	6	6	9	9	9	8	8	4	4	4
6	6	6	3	3	3	8	8	8	4	2
4	4	4	4	6	6	6	6	6	6	2
8	8	8	8	8	8	8	8	2	2	7
6	6	9	9	9	9	7	7	7	7	7
6	6	6	6	9	9	2	2	3	3	7
8	8	8	8	8	9	9	9	3	2	2
4	4	8	8	8	2	2	4	4	3	3
4	4	6	6	6	6	6	6	4	4	3

2	2	5	5	5	2	2	1	2	2	4
7	7	7	5	5	3	3	3	4	4	4
5	7	7	7	7	2	2	5	3	3	3
5	5	5	4	4	4	4	5	5	5	5
2	2	5	3	3	3	2	2	3	3	3
3	3	3	4	4	4	3	4	4	4	4
1	2	2	4	2	2	3	3	5	5	5
7	7	7	7	7	7	7	5	5	3	3
8	8	8	8	8	3	3	3	8	8	3
8	8	8	2	2	8	8	8	8	8	8

6	4	4	4	4	2	2	5	5	5	5
6	6	6	6	6	3	3	3	2	2	5
2	2	8	8	8	8	5	5	3	3	3
3	3	3	8	8	5	5	4	4	4	4
2	2	4	8	8	5	8	8	7	7	7
4	4	4	6	6	6	8	8	7	7	7
2	2	5	2	2	6	8	8	7	6	6
5	5	5	5	6	6	8	8	6	6	3
8	8	8	8	8	8	3	6	6	3	3
3	3	3	8	8	3	3	4	4	4	4

				2						
	4				5	3	9			
	9	2	3		3	4			4	
	9		4			6	5		5	4
			3	4	4					
		5	5					6		
	9	3			2		6			7
					5			7	7	
6	6	9	9	3				7	4	
2										

8				8	2					5
	8		3		3			8	8	
7			9		7			8		8
2	2		9						7	2
		7	2					4		
			4				9	3		3
	2	8	8				7			
					7			7	7	2
		4	3	3		4		5		
4	2		3			2	5		5	3

8										3
		3	4			7	7			
	5						2	4	4	
	3	3	6				3			
	6	6				6	6	6	2	
5				7			6	6	4	
		7							3	
3	5			5	5	7		2	2	
6				7						
	6	6	5					2		1

9					9			8		2
	6		9		9		8		4	
6		6	3		3	8	8	8		
4				6						2
8					8			2		
	6			9		7	7			
6		6	6			2				
				8	9			3	2	
	4	8	8	8		2	4		3	
	4				6					

2		5					1			4
7		7	5		3		3	4	4	4
5				7	2			3	3	
5					4		5			
2	2				3		2		3	3
				4		3				4
1	2			2	2	3				5
7									3	3
8	8				3		3		8	
			2	2						

				4		2				
				6			3		2	5
	2				8	5		3	3	
		3				5	4			
2	2			8	5			7	7	
		4			6					
	2		2	2			8	7		6
		5		6			8			
8				8		3	6		3	
3					3		4			

7	7	7	7	7	3	3	3	2	2	4
4	4	4	4	7	7	2	2	4	4	4
3	3	3	5	5	4	4	8	8	8	3
2	2	5	5	5	4	4	8	8	8	3
3	3	3	2	2	3	3	3	8	8	3
2	2	6	6	6	9	9	9	9	9	2
6	6	6	5	5	5	9	9	9	9	2
2	2	4	5	5	4	4	3	3	3	6
4	4	4	3	3	3	4	4	6	6	6
6	6	6	6	6	6	3	3	3	6	6

5	5	5	5	5	9	9	9	9	9	9
3	3	3	6	6	3	3	3	9	9	9
5	5	5	5	6	6	6	6	8	8	8
5	3	3	3	2	2	4	4	2	2	8
2	2	8	8	8	8	4	4	8	8	8
4	3	3	3	8	8	5	2	2	8	2
4	4	4	5	8	8	5	5	5	5	2
3	3	5	5	5	5	9	9	2	2	5
3	9	9	9	9	9	9	9	5	5	5
2	2	6	6	6	6	6	6	2	2	5

8	8	8	2	2	3	3	6	6	4	4
8	8	9	9	9	3	6	6	6	4	4
8	3	3	3	9	9	6	2	2	3	3
8	7	7	7	7	9	9	9	9	3	5
8	7	7	7	3	3	3	5	5	5	5
2	2	4	4	4	4	6	8	8	8	8
7	7	7	6	6	6	6	8	8	8	8
2	2	7	6	7	7	7	4	4	4	6
7	7	7	9	7	7	7	7	6	4	6
9	9	9	9	9	9	9	9	6	6	6

8	8	8	8	9	9	9	9	9	9	9
8	8	8	8	3	3	3	6	6	9	9
3	3	3	4	4	4	4	6	6	8	8
5	5	5	5	5	2	2	6	6	8	8
2	2	3	2	2	4	4	4	4	8	7
4	4	3	3	5	5	5	8	8	8	7
4	4	2	2	5	5	4	4	4	7	7
3	3	3	5	4	4	5	5	4	7	1
5	5	5	5	4	4	5	5	5	7	7
4	4	4	4	6	6	6	6	6	6	1

2	2	9	9	9	9	9	9	9	3	3
9	9	5	5	5	5	5	9	9	3	5
9	9	9	9	9	9	9	5	5	5	5
6	6	6	4	4	4	4	3	3	3	4
6	6	6	3	9	9	9	9	9	9	4
2	2	3	3	9	9	2	3	9	4	4
5	5	4	4	4	4	2	3	3	9	2
5	5	5	3	3	3	9	9	9	9	2
3	3	3	2	2	9	9	8	8	8	8
5	5	5	5	5	9	9	8	8	8	8

5	5	5	7	7	7	7	4	4	4	4
5	5	3	3	7	7	7	8	8	8	8
4	4	3	4	4	4	4	8	8	8	8
4	4	5	5	3	2	5	5	5	5	5
8	8	5	3	3	2	7	7	7	7	7
8	8	5	5	9	9	9	9	6	7	7
8	8	8	8	9	9	9	6	6	6	2
2	2	3	3	3	9	9	6	6	3	2
8	8	8	8	5	5	5	5	5	3	3
8	8	8	8	3	3	3	4	4	4	4

					3			2		
4			4	7		2			4	
	3		5	5	4		8		8	3
	2	5					8			
	3		2		3		3	8		3
	2						9	9	9	2
6			5		5					
2							3	3	3	
4			3		3		4			6
6								3		

5										
3							3	9		
							6	8	8	
5	3				2				2	8
	2	8			8	4		8		
4		3			8			2	8	
		4	5	8					5	2
	3		5				9		2	
		9				9		5		
2		6					6	2		

			2							
		9			3			6	4	
8	3		3			6		2		
	7							9	3	
	7	7	7			3		5		
	2		4		4			8	8	8
				6		6	8	8		
	2	7	6			7	4			6
	7		9	7				6		
							9		6	

			8				9			
	8	8				3	6			
		3		4	4	4			8	8
				5	2		6			
	2		2		4	4				7
	4		3			5	8			
	4	2	2	5		4			7	
3		3		4			5		7	
5				4		5			7	7
	4			6						

2								9	3	
						5			3	
9	9				9	9	5			5
				4	4				3	4
		6		9			9		9	
2	2	3		9			3			
5	5	4				2	3			
		5	3					9	9	2
3		3		2						
				5	9	9	8			

					7		4			4
5	5	3				7	8	8		
4			4			4			8	8
			5	3	2					5
8	8		3					7		7
	8					9	9	6		
			8			9				2
2	2		3			9			3	
		8	8					5	3	
						3		4		

7	7	4	4	4	4	9	2	2	4	4
7	7	7	3	3	3	9	9	8	8	4
7	7	9	9	9	9	9	9	8	8	4
4	4	3	3	5	5	5	5	5	8	8
4	4	3	4	4	4	4	3	3	3	8
5	5	2	2	6	6	6	5	5	5	8
5	5	3	3	3	6	6	5	5	4	4
5	4	4	6	2	2	6	7	7	4	4
4	4	6	6	6	6	7	7	7	7	7
2	2	6	3	3	3	5	5	5	5	5

2	2	5	5	5	5	5	6	6	4	4
4	4	7	7	6	6	6	6	4	4	3
4	4	7	7	7	7	7	2	2	3	3
3	3	3	5	5	5	4	4	8	2	2
4	4	9	9	5	5	4	4	8	8	8
4	4	9	9	9	9	9	9	9	8	8
6	6	6	6	6	5	5	5	5	8	8
6	8	8	8	8	5	6	4	4	2	2
8	8	3	6	6	6	6	6	4	4	1
8	8	3	3	5	5	5	5	5	2	2

9	9	9	9	9	2	2	3	3	3	2
9	9	9	2	2	5	5	5	5	5	2
9	4	4	7	7	7	2	2	3	3	3
4	4	7	7	9	9	9	9	9	9	9
2	2	7	7	5	9	9	8	8	8	8
4	4	4	4	5	3	8	8	8	8	5
2	2	5	5	5	3	3	5	5	5	5
7	3	3	3	4	4	4	2	2	3	3
7	7	7	7	4	9	9	9	9	9	3
3	3	3	7	7	9	9	9	9	2	2

3	3	3	4	4	4	4	2	2	4	4
4	4	7	7	7	7	3	3	3	4	4
4	4	7	7	7	5	5	5	5	2	2
3	3	3	2	2	5	2	2	6	6	6
9	9	5	5	5	3	3	3	6	6	6
9	9	5	5	4	4	9	9	9	9	9
9	9	9	4	4	5	5	5	5	5	9
9	9	5	6	6	6	7	7	7	7	9
2	2	5	5	6	6	6	7	7	7	9
3	3	3	5	5	1	4	4	4	4	9

4	4	4	4	5	5	5	5	2	2	3
5	5	5	3	5	2	4	4	8	3	3
7	5	5	3	3	2	4	4	8	8	8
7	7	7	7	7	3	8	8	8	8	5
7	5	5	2	2	3	3	5	5	5	5
5	5	5	7	7	7	9	9	9	9	9
2	7	7	7	7	5	5	5	5	5	9
2	9	9	9	9	7	7	7	7	9	9
3	3	9	9	3	3	3	7	7	7	9
3	9	9	9	5	5	5	5	5	2	2

7	7	7	7	7	7	7	2	2	4	4
4	4	4	4	5	5	5	5	5	4	4
3	3	3	8	8	8	8	6	6	6	6
2	2	8	8	9	9	8	8	9	9	6
4	4	4	4	5	9	9	9	9	9	6
6	6	6	6	5	5	3	3	3	1	2
6	6	4	4	5	5	4	4	4	4	2
2	2	4	4	7	7	7	5	5	5	5
1	3	2	2	7	7	7	7	3	3	5
3	3	4	4	4	4	2	2	3	2	2

	7				4			2		4
		7	3		3		9		8	
7	7	9					9			
			3	5		5				
	4	3		4			3		3	
	5		2	6		6			5	
				3	6	6				
5				2			7	7	4	
4						7			7	7
	2	6	3				5			

	2	5			5			6		
	4	7		6			6		4	3
4						7		2	3	
3			5					8		2
4			9		5	4	4	8		8
	4	9					9		8	8
				6				5	8	8
6					6	4	4			
8			6					4	4	1
	8	3		5						

						2	3			
	9	9	2				5			2
9			7		7	2		3		
4		7								9
2				5		9		8	8	
			4		3					5
2						3	5	5		
			3			4		2	3	
7			7			9			9	
3				7					2	

	3			4			2	2		
4	4		7		7		3			4
	4			7				5		2
3		3		2		2				6
		5		5			3	6	6	
		5			4					
			4			5	5		5	
	9	5	6		6					
	2			6		6		7	7	
3									4	9

4			4				5		2	
		5					4	8	3	
	5	5		3	2	4	4			8
				7			8		8	
7	5			2		3				5
	5				7				9	9
2	7			7					5	
2				9		7			9	
				3		3	7		7	9
3	9		9			5				2

						7	2			4
			4			5				
		3	8			8	6		6	
	2			9	9				9	
		4	4					9		6
6			6		5		3	3	1	2
6	6	4			5					
			4		7	7	5	5		
1			2	7			7	3		5
	3		4			2				2

3	3	3	2	2	4	4	4	4	2	2
2	2	4	4	4	2	2	5	5	5	5
3	3	2	2	4	3	3	3	7	7	5
3	5	4	4	2	2	7	7	7	4	4
5	5	4	4	8	8	1	7	7	4	4
5	5	8	8	8	8	2	2	3	3	3
3	3	3	8	8	4	4	4	4	2	2
4	4	9	9	9	9	9	6	6	4	4
4	4	9	9	9	9	6	6	6	6	4
2	2	8	8	8	8	8	8	8	8	4

8	8	8	8	6	6	3	3	3	2	2
8	8	8	8	7	6	6	6	6	3	3
4	4	5	5	7	7	4	4	4	4	3
4	4	5	5	5	7	2	2	5	5	5
6	6	6	7	7	7	9	9	9	5	5
6	6	6	9	9	9	9	9	9	3	3
7	7	7	5	5	5	8	8	8	3	5
7	7	5	5	8	8	8	8	5	5	5
7	3	2	2	8	2	2	3	3	3	5
7	3	3	6	6	6	6	6	6	2	2

6	6	6	6	6	6	3	1	3	3	3
4	4	4	4	2	2	3	3	4	4	4
3	3	2	2	9	9	7	7	4	2	2
3	5	5	3	9	9	7	7	7	7	7
5	5	5	3	3	9	6	4	4	4	4
4	4	9	9	9	9	6	6	6	6	6
4	4	2	2	5	5	4	4	4	4	1
5	5	3	3	5	6	6	6	6	6	6
5	5	3	5	5	7	7	7	3	3	3
5	2	2	4	4	4	4	7	7	7	7

4	4	9	9	9	5	5	5	5	4	4
4	4	9	9	9	9	9	9	5	4	4
2	2	4	4	4	4	2	2	3	3	3
7	7	7	7	7	3	3	3	2	2	4
2	2	7	7	8	8	8	8	4	4	4
3	3	3	2	2	8	8	8	8	2	2
9	9	9	9	9	9	9	9	3	3	3
9	8	8	2	2	3	3	3	1	2	2
8	8	8	5	5	5	5	5	3	3	3
8	8	8	3	3	3	4	4	4	4	1

2	4	4	4	4	3	2	6	1	9	1
2	7	7	7	3	3	2	6	6	9	9
9	9	9	7	7	7	7	6	6	6	9
9	9	9	9	9	9	5	5	5	5	9
7	7	7	4	4	3	5	9	9	9	9
7	7	7	4	4	3	3	8	8	8	2
7	3	3	3	8	8	8	8	6	6	2
2	2	9	9	8	6	6	6	6	5	5
4	4	4	9	9	9	9	9	5	5	5
4	2	2	4	4	4	4	9	9	2	2

5	5	5	5	7	7	3	1	4	4	1
3	3	3	5	7	7	3	3	5	4	4
2	2	7	7	7	5	5	5	5	2	2
6	6	6	8	8	8	8	8	8	3	3
6	3	3	3	6	6	6	6	8	8	3
6	6	9	9	9	6	6	3	3	3	4
9	9	9	9	3	5	5	5	5	5	4
9	9	2	2	3	3	8	6	6	4	4
6	6	6	6	8	8	8	6	6	6	6
6	6	8	8	8	8	5	5	5	5	5

		3	2				4			2
2		4			2		5			
	3	2					3		7	
	5				2	7			4	
		4	4	8	8	1				4
	5	8								3
		3	8	8	4	4		4	2	
	4					9			4	4
	4		9	9	9		6			4
	2				8				8	

			8				3			2
						6	6	6		
4	4	5	5		7	4				3
			5	5		2	2	5		
6	6	6	7					9		
6	6	6	9		9		9	9	3	3
				5				8		5
		5				8		5		
		2		8	2	2	3	3		
7	3			6					2	

6							1	3		
4				2						
		2			9	7	7	4	2	
3	5									7
5		5	3	3				4		4
4		9				6				6
	4		2	5		4		4		
	5		3		6				6	6
		3						3		
		2	4			4	7			

4										4
4	4		9				9	5	4	
2					4	2				3
				7	3				2	4
2				8		8	8			
3				2	8	8				2
							9			
9	8	8	2				3	1	2	2
	8		5	5	5		5			
					3	4			4	

	4				3	2	6		9	
2	7	7					6	6	9	
			7	7		7	6		6	
9									5	
7		7	4	4	3	5	9			
	7	7							8	2
		3	3				8		6	
2	2		9	8					5	
										5
4	2				4			9		2

						3		4		
		3	5			3	3		4	4
	2			7	5				2	
		6	8					8	3	
	3		3	6	6		6			3
	6		9				3			4
				3	5			5	5	
		2	2		3		6			
6		6				8	6			6
	6	8				5				

4	4	4	4	3	9	9	9	9	2	2
5	5	2	2	3	3	9	9	9	9	9
5	3	3	3	6	6	6	6	6	6	2
5	5	9	9	9	5	5	3	3	3	2
6	6	6	9	9	9	5	5	5	4	4
2	2	6	9	9	9	7	7	7	4	4
4	4	6	6	5	5	5	7	6	6	6
4	4	2	2	5	5	7	7	6	6	6
7	7	7	7	7	1	7	2	2	9	9
7	7	2	2	9	9	9	9	9	9	9

9	9	9	9	9	5	3	3	1	2	2
9	9	9	9	5	5	3	5	5	5	5
3	3	2	2	5	5	4	4	6	6	5
3	4	4	7	7	7	4	4	6	4	4
4	4	7	7	7	7	6	6	6	4	4
3	3	4	4	4	4	3	3	3	2	2
3	5	5	6	6	6	4	4	4	3	3
5	5	5	6	6	6	4	7	7	3	5
3	3	3	4	4	3	3	7	7	5	5
1	2	2	4	4	3	7	7	7	5	5

9	9	9	9	9	5	5	5	5	5	2
4	4	9	9	6	2	2	3	3	3	2
4	4	9	9	6	6	4	4	4	4	5
2	2	4	6	6	6	3	3	3	5	5
4	4	4	7	7	7	7	2	2	5	5
2	2	8	8	8	8	7	6	6	6	6
8	8	8	8	6	7	7	4	4	6	6
2	2	6	6	6	6	6	4	4	2	2
8	8	8	8	4	4	4	2	2	6	6
8	8	8	8	4	2	2	6	6	6	6

2	2	8	3	4	4	4	4	3	6	6
8	8	8	3	3	5	2	2	3	3	6
4	8	8	2	2	5	5	5	5	9	6
4	8	8	4	4	4	9	9	9	9	6
4	4	3	3	3	4	9	9	9	9	6
6	6	6	6	7	7	7	7	7	7	7
3	6	6	5	5	3	3	3	1	2	2
3	3	5	5	5	4	4	7	7	4	4
2	2	4	3	3	4	4	7	7	4	4
4	4	4	3	2	2	7	7	7	2	2

4	4	4	4	7	7	3	3	3	5	5
7	7	7	7	7	4	4	4	4	5	5
4	4	4	4	6	6	6	3	3	3	5
8	8	8	8	6	6	4	4	4	2	2
8	8	8	8	3	6	4	2	2	4	4
5	5	5	5	3	3	7	7	7	4	4
5	7	7	7	8	8	8	7	7	7	7
7	7	7	7	8	8	8	8	8	4	4
2	3	3	6	6	6	6	7	7	7	4
2	3	6	6	7	7	7	7	2	2	4

8	8	8	8	4	4	6	6	6	6	6
8	8	8	8	4	4	6	8	8	8	8
4	4	4	4	6	7	8	8	8	8	2
6	6	6	6	6	7	7	3	3	3	2
5	5	5	5	5	7	7	4	4	4	4
2	4	4	4	4	7	7	9	9	9	9
2	3	3	3	2	2	9	9	9	9	9
6	6	2	2	3	5	5	5	5	4	4
6	6	6	6	3	3	2	2	5	4	4
4	4	4	4	2	2	3	3	3	2	2

			4	3	9					2
	5		2					9		
			3		6				6	2
				9	5		3		3	
6					9					
	2		9		9	7		7		4
	4		6	5		5		6		6
			2	5						
7							2		9	9
			2	9						9

				9					2	2
9	9	9	9			3	5			
3		2			5		4	6		5
	4				7	4			4	
	4	7				6			4	
		4		4	4		3		2	
3	5				6		4			
		5	6				7	7	3	5
3		3	4			3		7	5	
		2			3					

	9					5				2
4	4			6	2	2	3			
	4			6				4		
2			6	6	6			3	5	
4		4				7		2	5	5
	2	8			8	7	6			6
				6	7		4	4		
2		6	6			6			2	
8								2	6	6
			8	4		2				

	2	8	3	4			4		6	
8							2	3		
4	8		2				5		9	
			4			9	9	9		
		3				9				
6			6	7						7
	6	6			3			1		
	3		5		4		7		4	4
	2	4	3				7		4	4
				2		7			2	

			4	7			3			
7					4		4	4		5
	4			6		6		3		
8	8	8	8	6					2	
				3	6	4		2		
		5	5					7	4	4
5				8			7			
7				8	8			8	4	
2	3								7	4
		6		7					2	

									6	
		8	8	4		6	8	8	8	8
4			4	6		8		8		
	6		6				3			2
5				5			4	4		4
2	4				7				9	
	3		3	2						9
		2	2	3		5	5			4
6							2	5		4
4					2			3		2

4	4	4	4	3	3	3	8	7	7	7
8	8	8	8	1	8	8	8	7	7	1
8	8	8	8	7	7	7	8	8	7	7
5	5	5	5	7	7	8	8	3	3	3
3	3	3	5	7	7	5	5	5	5	5
7	7	7	2	2	6	6	6	4	4	4
7	7	5	5	5	5	5	6	6	6	4
7	7	9	9	9	9	3	3	3	2	2
4	4	5	9	9	9	9	9	5	5	5
4	4	5	5	5	5	3	3	3	5	5

2	2	5	5	5	5	5	2	2	6	6
4	4	3	3	3	4	4	4	4	6	6
4	4	2	2	7	7	7	7	6	6	4
6	3	3	3	2	2	7	7	7	4	4
6	6	6	6	6	7	2	2	6	6	4
7	7	7	7	7	7	3	6	6	6	6
8	8	8	8	8	8	3	3	4	4	2
8	8	2	2	7	7	7	7	4	4	2
2	2	4	3	7	2	2	7	7	3	3
4	4	4	3	3	5	5	5	5	5	3

9	9	9	2	2	5	5	5	5	5	2
9	9	9	9	9	2	2	3	3	3	2
9	3	4	3	3	3	5	5	5	5	5
3	3	4	4	4	2	2	4	4	4	4
4	4	7	2	2	5	5	7	7	7	7
4	4	7	7	7	5	7	7	7	2	2
7	7	7	4	4	5	5	4	4	4	4
4	4	3	3	4	4	2	2	6	6	6
4	4	3	5	5	3	3	3	6	6	6
2	2	5	5	5	2	2	4	4	4	4

4	4	3	1	6	6	6	8	8	2	2
4	4	3	3	6	6	6	8	8	8	8
3	3	7	7	7	5	5	5	5	8	8
3	7	7	7	7	5	2	2	1	2	2
9	9	9	9	9	9	9	4	4	4	4
3	9	9	3	3	3	2	2	3	2	2
3	3	2	2	8	8	8	8	3	3	6
2	2	8	8	8	8	6	6	6	6	6
4	3	3	3	5	5	4	4	3	3	3
4	4	4	5	5	5	4	4	2	2	1

8	8	8	8	8	8	8	8	6	9	9
3	3	3	5	6	6	6	6	6	9	9
2	4	4	5	5	5	5	3	3	3	9
2	4	4	3	3	3	6	6	9	9	9
1	5	5	5	5	5	6	6	6	6	9
8	8	8	8	3	3	3	5	5	5	5
8	8	8	8	9	9	7	7	7	7	5
7	7	7	7	9	9	7	7	7	2	2
7	7	7	9	9	9	5	5	5	5	5
3	3	3	9	9	4	4	4	4	2	2

6	6	6	6	6	4	4	8	8	8	7
8	8	8	8	6	4	4	8	8	8	7
8	8	5	8	8	3	3	8	8	9	7
4	4	5	5	5	3	9	9	9	9	7
4	4	5	9	9	9	9	2	2	7	7
3	3	6	6	6	2	2	5	5	1	7
3	5	6	6	6	7	7	7	5	5	5
5	5	8	8	7	7	7	6	6	6	4
5	5	8	8	7	4	4	6	4	4	4
8	8	8	8	4	4	6	6	3	3	3

4	4		4			3	8	7	7	7
			8					7	7	
		8			7	7		8	7	7
5				7	7		8	3		
		3	5	7	7		5			
		7		2	6			4	4	
		5	5	5		5			6	
7					9			3	2	
4		5								5
			5		5			3	5	

2			5			5	2			
4				3			4			6
4			2	7			7			4
	3	3	3		2					
6						2			6	
7						3	6			6
8	8	2	2						4	2
	2	4		7	2				3	3
				3	5					

		9	2						5	
						2			3	2
	3	4	3							5
3					2					4
4	4	7	2			5				7
4			7		5			7		2
		7	4		5	5		4		4
	4		3			2		6	6	
4			5				3			
2						2	4			4

		3			6	6	8	8		2
4		3	3	6	6	6	8			8
	3	7			5	5		5	8	8
					5			1		
9			9		9		4		4	4
3	9		3		3	2			2	
		2	2			8	8		3	
	2	8			8					6
4	3				5	4	4	3		3
								2		

8								6		
3				6				6	9	
2	4		5				3			
			3				6	9		
	5	5			5				6	
8	8	8	8	3						
8	8	8	8						7	5
	7			9	9	7	7	7		2
			9							5
3		3	9					4	2	

							8	8		7
		8		6	4		8			
8	8	5	8	8					9	
	4				3			9		
			9			9		2	7	
	3				2	5				7
3			6	6	7	7		5		5
			8							
5	5	8				4		4		
8				4	4	6		3		

9	9	9	9	9	6	6	6	5	5	1
9	9	9	9	4	4	6	6	5	5	5
6	6	6	6	4	4	6	4	4	4	4
6	6	9	9	9	7	7	7	7	3	3
8	8	9	9	9	7	7	7	5	3	5
8	8	8	9	9	9	8	8	5	5	5
8	8	8	4	4	8	8	8	6	6	6
7	7	7	4	4	8	8	8	6	6	6
2	2	7	7	7	7	3	3	3	2	2
4	4	4	4	2	2	5	5	5	5	5

9	9	9	7	7	2	2	4	4	4	4
9	9	9	9	7	7	6	6	6	6	6
9	9	7	7	7	2	2	6	3	3	3
4	4	4	2	2	5	5	5	5	5	2
4	6	6	6	6	2	2	3	3	3	2
6	6	9	2	2	9	3	4	4	4	4
9	9	9	9	9	9	3	3	7	7	7
9	5	5	3	3	3	5	5	7	7	7
5	5	5	4	4	4	4	5	5	5	7
2	2	6	6	6	6	6	6	3	3	3

9	9	9	9	3	3	3	5	5	4	4
9	3	3	3	2	2	5	5	5	4	4
9	9	2	2	4	4	4	4	7	7	7
9	9	8	8	8	3	3	3	4	4	7
8	8	8	3	3	7	7	7	7	4	7
8	8	6	3	4	4	7	7	7	4	7
2	2	6	4	4	5	5	5	5	5	7
5	5	6	6	6	6	9	9	9	9	9
6	5	5	5	9	9	9	9	4	4	4
6	6	6	6	6	3	3	3	2	2	4

4	4	8	8	8	8	4	4	4	4	2
4	4	8	8	6	6	6	3	3	3	2
3	3	8	8	6	6	6	5	5	5	5
6	3	5	5	5	7	7	7	9	9	5
6	6	5	5	3	7	7	7	7	9	9
6	6	6	3	3	4	4	3	9	9	9
3	4	4	2	2	4	4	3	3	9	9
3	3	4	4	6	6	6	6	2	2	3
8	8	8	8	3	3	6	6	5	3	3
8	8	8	8	3	5	5	5	5	2	2

3	3	3	9	9	9	3	3	3	4	4
5	5	5	9	9	9	9	9	9	4	4
5	5	2	2	4	4	3	3	3	2	2
6	6	6	6	4	4	7	4	4	4	4
6	6	3	3	3	7	7	7	7	7	7
2	2	8	8	8	8	9	9	9	9	9
7	7	8	8	8	8	9	9	9	9	2
7	5	5	5	3	3	3	5	5	5	2
7	5	5	6	6	6	6	5	4	4	4
7	7	7	6	6	2	2	5	2	2	4

5	5	5	5	5	2	2	5	5	8	8
7	7	7	7	3	3	3	5	8	8	8
7	7	7	3	9	9	5	5	8	8	8
2	2	3	3	9	9	9	9	9	9	9
4	4	8	8	8	7	7	7	2	2	4
4	4	8	8	8	7	7	7	4	4	4
2	2	4	8	8	7	5	5	5	9	9
4	4	4	5	5	4	4	5	5	9	9
3	3	3	5	5	4	4	3	3	3	9
4	4	4	4	5	2	2	9	9	9	9

9	9	9		9				5	5	
9	9			4	4			5	5	5
6					4	6				4
		9	9			7		7		3
8	8			9	7	7	7			5
		8			9					
		8		4			8		6	
7				4		8	8			6
	2				7		3			2
4					2	5				5

		9			2	2			4	
		9	9							6
	9		7		2			3		3
		4		2			5			2
4	6		6			2	3			
		9	2			3		4	4	4
						3				
	5	5	3				5	7		
5			4							
2		6						3		

		9		3				5		
	3			2				5		4
	9		2		4	4	4			7
				8		3		4		
8			3				7	7		
	8	6	3		4					
	2		4	4	5		5		5	
					6				9	
6	5						9	4		
	6		6				3	2		

				8	8	4				
	4	8	8			6	3			2
		8	8				5			
	3		5		7	7	7	9		
	6			3						
		6	3		4	4	3	9		
3	4	4		2						
		4	4	6				2		
8			8	3				5	3	
					5				2	

3					9	3				
5		5		9			9		4	4
	5	2			4	3				2
			6				4			4
	6	3							7	
	2	8	8		8	9	9	9		9
	7							9		2
	5		5	3		3			5	
						6		4		
7		7				2	5		2	4

5			5		2					
7				3				8		
		7			9	5		8		8
2	2		3	9				9		9
	4	8	8	8	7				2	4
				8			7		4	
2	2							5		
	4		5	5	4	4		5		
3		3					3	3	3	
4					2	2				9

5	5	5	5	5	8	8	8	8	2	2
3	3	3	2	2	8	8	8	3	3	3
5	5	5	3	5	5	5	8	5	4	4
5	5	3	3	5	5	2	2	5	4	4
8	8	8	8	3	4	4	6	5	5	5
8	8	8	8	3	4	4	6	6	2	2
7	7	7	7	3	2	2	7	6	6	6
7	7	7	2	2	5	5	7	7	4	4
2	2	3	3	3	5	4	4	7	7	4
4	4	4	4	5	5	4	4	7	7	4

2	2	4	3	3	3	5	5	2	2	4
4	4	4	2	2	5	5	5	4	4	4
8	8	8	3	3	3	2	2	5	5	5
8	8	8	8	8	5	5	5	7	5	5
7	7	7	3	3	3	5	5	7	7	7
7	7	7	7	6	6	6	6	7	7	7
4	4	3	3	4	4	7	6	6	2	2
4	4	3	4	4	7	7	7	7	7	7
3	3	1	6	6	6	6	6	4	4	2
3	2	2	4	4	4	4	6	4	4	2

7	7	7	8	8	8	8	3	3	4	4
7	7	7	7	8	8	8	8	3	4	4
4	4	4	4	5	5	3	6	6	6	6
1	2	2	5	5	5	3	3	6	6	5
2	6	4	4	4	4	2	2	5	5	5
2	6	6	6	6	3	3	3	5	2	2
3	3	3	6	4	4	4	9	9	9	9
9	9	4	4	2	2	4	2	2	9	9
9	9	4	4	5	5	5	3	3	9	9
9	9	9	9	9	5	5	3	2	2	9

5	6	6	4	9	9	4	4	5	2	2
5	6	6	4	9	9	4	4	5	5	5
5	6	6	4	4	9	9	6	6	6	5
5	5	7	7	7	7	9	6	6	6	8
2	2	7	7	7	9	9	8	8	8	8
3	3	4	4	4	4	7	4	8	8	8
2	3	7	7	7	7	7	4	4	4	2
2	5	2	2	7	2	2	3	3	3	2
5	5	9	9	9	9	9	9	9	9	9
5	5	3	3	3	2	2	4	4	4	4

9	9	9	4	4	4	4	5	5	5	5
9	9	9	3	3	2	2	5	6	6	6
9	9	9	3	8	8	3	3	6	6	6
7	7	7	7	8	8	3	2	2	8	8
7	7	8	8	8	8	5	5	5	8	8
7	4	4	4	4	5	5	8	8	8	8
3	3	3	5	5	2	2	6	6	6	6
4	4	4	4	5	5	5	6	6	3	3
2	2	3	3	3	7	7	7	7	7	3
5	5	5	5	5	7	7	3	3	3	1

2	2	3	3	6	6	6	6	6	6	2
5	5	3	4	4	4	4	3	3	3	2
5	5	5	2	2	3	3	5	5	5	5
8	8	6	6	6	3	2	2	4	4	5
8	8	4	6	6	6	3	3	4	4	3
8	8	4	4	4	2	2	3	2	2	3
8	8	3	3	3	4	4	5	5	5	3
2	2	7	7	7	4	4	5	5	2	2
3	3	3	7	7	7	7	9	6	6	6
9	9	9	9	9	9	9	9	6	6	6

Puzzle 277-282

5	5							8	2	
		3	2						3	
5	5			5	5	5		5	4	4
5		3	3				2			
8				3	4		6			5
			8						2	
7	7		7		2	2	7			
7				2		5			4	
2		3		3	5		4		7	
4							4			

2		4	3						2	4
4				2	5			4		
8			3		3	2		5		5
					5					5
7	7	7	3		3	5		7		7
						6				
4	4	3	3	4	4	7			2	2
4	4						7		7	
							6			
	2	2				4	6		4	2

		7	8				3			
								3	4	
4	4	4	4	5	5	3	6			6
1			5							5
	6	4	4	4			2			
				6	3			5	2	
3	3		6	4			9			
9	9	4		2			2			
9	9		4	5		5	3		9	
	9							2		

	6		4				4	5	2	
5	6					4	4		5	
	6			4						5
			7		7		6	6		
2				7	9		8			
3		4			4	7	4	8		
2		7							4	
		2				2		3		2
5		9							9	
				3		2	4			

						4				5
	9			3		2	5	6		
			3		8		3	6	6	6
7	7		7				2			8
	7			8				5	8	
				4	5					8
		3		5	2					6
		4	4				6			
2	2		3		7					3
	5			5		7	3			

	2	3		6					6	
	5		4					3		2
				2	3			5		
	8	6		6	3		2	4		
8		4				3		4		
		4		4	2			2		
		3			4	4	5			3
2	2		7		4	4				2
	3		7							6
9								6		

4	2	2	8	8	8	8	8	3	3	3
4	4	4	8	8	8	2	2	9	9	9
6	6	6	9	9	9	9	9	9	4	4
5	5	6	6	6	8	8	8	8	8	4
5	5	5	2	2	8	2	2	3	3	4
2	2	3	3	3	8	8	1	3	5	5
3	3	6	6	4	4	4	4	5	5	5
3	6	6	6	6	3	3	3	2	2	3
4	4	7	7	7	7	7	7	7	3	3
4	4	3	3	3	4	4	4	4	2	2

3	3	3	9	9	6	9	9	9	9	9
4	4	4	9	9	6	6	6	6	6	9
4	6	6	6	9	9	9	7	7	7	9
6	6	4	4	9	9	7	7	7	7	9
6	7	7	4	4	2	2	3	3	3	9
7	7	7	7	7	5	5	5	5	4	4
3	3	3	2	2	3	3	3	5	4	4
2	2	4	4	4	4	8	8	3	3	3
7	7	7	7	7	7	8	8	8	4	4
7	3	3	3	2	2	8	8	8	4	4

3	3	3	4	4	4	4	8	8	8	8
7	7	7	7	7	7	7	8	8	8	8
6	6	4	4	4	4	2	2	5	5	5
6	6	6	6	2	2	4	4	4	4	5
3	3	3	9	9	9	9	2	2	3	5
4	4	9	9	5	5	5	5	5	3	3
4	4	9	9	9	3	3	3	4	4	1
3	3	3	6	4	4	4	4	8	4	4
6	6	6	6	6	3	3	3	8	8	8
3	3	3	4	4	4	4	8	8	8	8

1	3	9	9	9	9	2	2	3	3	3
3	3	9	9	3	3	3	8	8	8	8
4	4	9	9	9	2	2	8	8	8	8
4	4	3	5	5	7	7	7	7	7	7
2	2	3	5	5	5	7	8	8	8	8
4	4	3	9	9	9	9	9	8	8	8
4	4	9	9	9	2	2	9	2	2	8
8	8	8	8	8	8	8	8	4	4	5
6	6	6	7	7	7	7	7	4	4	5
6	6	6	3	3	3	7	7	5	5	5

4	4	4	6	6	6	4	2	2	3	3
2	2	4	6	6	6	4	4	4	3	1
3	5	5	5	5	5	3	3	3	2	2
3	3	7	7	2	2	5	5	5	5	5
2	2	7	5	5	5	3	3	3	4	4
7	7	7	5	5	4	4	7	7	4	4
7	4	4	1	3	4	4	7	7	2	2
4	4	5	5	3	3	2	6	7	7	7
2	3	3	5	5	5	2	6	6	2	2
2	3	2	2	4	4	4	4	6	6	6

2	4	4	3	3	3	9	9	9	4	4
2	4	4	2	2	9	9	6	6	4	4
6	6	6	3	3	9	9	6	6	6	6
6	6	6	3	9	9	3	3	3	2	2
8	8	4	4	6	6	6	6	5	5	1
8	8	4	4	6	3	3	3	5	5	5
8	8	8	8	6	8	8	8	8	4	4
6	6	3	3	3	8	8	8	8	4	4
6	6	4	4	5	5	5	5	3	3	3
6	6	4	4	5	4	4	4	4	2	2

4	2		8					3		
		4		8	8	2				
	6		9						4	
	5									4
	5	5	2			2				
	2	3				8	1		5	5
	3	6			4		4	5	5	5
				6	3			2		
4								7	3	
				3				4		2

3					6					
4									6	
	6		6			9		7		
					9				7	
6	7	7		4		2	3		3	9
	7			7	5				4	
		3		2	3					4
2	2	4				8				3
	7							8		4
			3	2				8		

		3	4		4			8		
	7				7		8			
	6			4		2		5	5	
6			6		2		4			5
		3				9	2		3	
	4	9		5				5		3
		9				3		4		
3	3						4		4	4
			6				3	8		
3						4				

	3						2	3		3
3	3			3		3		8		
	4			9		2				
							7		7	7
2	2		5		5	7			8	8
		3					9			
	4	9				2		2	2	
			8				8		4	
6	6	6	7					4	4	
		6	3							5

			6			4	2			
	2	4	6	6				4		1
	5						3			
	3	7		2	2	5	5	5		5
	2						3		4	
			5				7	7	4	
7	4	4			4		7		2	
4			5		3	2	6			
2		3	5	5	5				2	
		2					4			

2	4		3						4	
			2				6	6		
	6	6		3		9	6			6
				9		3				
8	8	4						5		1
	8	4			3					5
				6	8	8	8	8		4
6	6	3			8	8		8		
		4						3		3
		4		5	4					2

8	8	8	8	2	2	5	4	4	4	4
8	8	8	8	5	5	5	5	7	7	7
4	4	3	3	3	9	9	2	2	7	2
4	4	2	2	8	9	9	7	7	7	2
8	8	8	8	8	9	6	6	6	6	6
8	8	9	9	9	9	6	2	2	8	8
4	4	4	4	2	2	3	3	3	8	8
2	6	6	6	6	6	5	5	5	8	8
2	8	8	8	8	6	5	5	8	8	6
8	8	8	8	2	2	6	6	6	6	6

7	7	4	4	4	4	8	2	2	5	5
3	7	7	7	7	7	8	3	3	3	5
3	3	4	4	4	4	8	8	8	5	5
6	6	6	6	6	6	8	8	8	3	3
8	8	8	3	3	3	2	2	4	4	3
8	8	8	8	8	6	6	5	5	4	4
5	5	5	5	5	6	6	5	5	5	9
3	3	3	2	2	6	6	9	9	9	9
4	4	4	4	6	9	9	9	4	4	4
6	6	6	6	6	2	2	9	2	2	4

4	4	4	4	7	7	7	4	4	4	4
3	3	3	7	7	7	7	6	5	5	5
6	6	6	4	4	4	4	6	6	5	5
6	6	6	2	2	6	6	6	4	4	3
7	7	3	3	5	5	5	4	4	3	3
7	7	7	3	6	5	5	7	7	7	7
7	7	6	6	6	6	6	7	7	7	3
2	2	8	8	8	5	5	5	5	5	3
4	3	3	3	8	3	3	3	4	4	3
4	4	4	8	8	8	8	2	2	4	4

9	9	9	3	3	3	2	2	6	6	6
9	9	9	9	9	9	5	5	5	5	6
6	6	6	6	3	3	3	2	2	5	6
6	6	7	7	7	7	9	9	9	9	6
4	4	7	7	7	8	8	8	8	9	9
4	4	8	8	8	8	3	3	3	9	9
2	2	3	3	3	6	6	4	2	2	9
7	7	4	2	2	6	6	4	4	4	3
7	7	4	4	4	6	6	5	5	3	3
7	7	7	2	2	3	3	3	5	5	5

4	4	3	4	4	4	4	5	3	3	3
4	4	3	3	2	2	5	5	5	5	2
3	3	9	9	9	9	9	9	9	9	2
3	4	4	4	4	9	6	6	6	6	6
7	7	7	7	7	2	2	3	3	6	4
7	7	5	5	5	5	5	3	4	4	4
3	3	3	1	2	2	6	6	6	6	6
2	2	4	4	4	4	2	2	4	4	6
6	6	6	6	6	6	3	3	3	4	4
4	4	4	4	2	2	5	5	5	5	5

4	4	8	8	4	4	4	4	7	7	7
4	4	8	8	8	3	3	3	7	7	7
5	5	8	5	5	5	5	5	7	4	4
5	8	8	4	4	4	4	9	9	4	4
5	2	2	9	9	9	9	9	2	2	3
5	4	4	9	9	3	3	3	4	3	3
4	4	7	7	7	7	6	6	4	4	4
5	5	5	7	7	7	6	6	3	3	3
4	4	5	5	4	4	4	6	6	2	2
4	4	2	2	4	2	2	4	4	4	4

					2	5		4		
		8						7		7
4	4	3			9	9		2		2
		2		8			7	7		
8				8						6
					9	6	2			
4			4	2	2	3				
2	6					5				
	8	8						8		6
				2		6				

				4	4	8	2			5
3			7				3		3	
	3	4		4	4					
		6					8			
	8	8	3	3	3		2	4	4	3
							5			4
5			5	5	6		5			9
	3	3	2			6	9	9		
4			4		9					
6					2				2	4

	4	4					4			
		3	7					5		
	6	6	4			4			5	5
	6	6	2		6				4	3
	7	3			5		4			
				6		5				
		6			6	6			7	
2	2	8			5				5	3
4	3					3		4		3
						8	2			

					3		2			
	9						5			6
		6	6	3		3		2	5	
	6					9				
	4			7	8	8		8		9
		8	8	8			3			
2	2		3		6				2	9
		4	2			6	4	4	4	
		4			6	6	5		3	
	7		2			3				

	4				4		5	3		
			3		2	5				
	3					9			9	2
				4	9	6				6
7				7	2				6	
	7	5	5	5		5	3		4	
			1				6	6	6	
	2	4	4		4	2	2	4		6
					6			3		
			4		2	5				

4		8			4		4		7	
		8		8	3				7	7
5	5		5	5	5	5	5			4
				4						4
		2	9			9	9	2	2	3
		4	9	9		3				
	4			7		6	6	4		
		5				6				3
	4		5		4					2
			2	4	2		4			4

5	5	5	6	6	6	6	6	6	8	8
5	5	2	2	4	4	4	4	9	9	8
2	2	6	6	9	9	9	9	9	9	8
3	3	3	6	9	6	6	8	8	8	8
2	2	6	6	6	4	6	4	4	4	4
3	3	3	4	4	4	6	6	6	2	2
6	6	6	6	6	6	2	2	3	3	6
8	8	8	8	8	8	8	8	3	6	6
6	6	6	6	6	3	3	3	6	6	6
6	8	8	8	8	8	8	8	8	2	2

1	3	3	4	4	4	7	5	5	5	2
2	2	3	2	2	4	7	7	5	5	2
6	6	6	8	8	8	8	7	7	7	7
6	6	4	4	8	8	8	8	5	5	5
6	4	4	1	7	7	7	3	3	3	5
5	5	5	5	5	7	4	4	4	4	5
4	4	3	3	3	7	7	7	6	6	1
4	4	1	2	2	6	6	6	6	4	4
3	3	3	5	4	4	3	3	3	4	4
5	5	5	5	4	4	5	5	5	5	5

3	9	9	9	9	9	9	9	3	3	3
3	3	9	9	2	2	5	5	5	5	5
2	2	5	5	4	4	4	4	3	3	3
5	5	5	6	6	3	3	3	4	4	4
2	2	6	6	6	2	2	8	2	2	4
4	4	6	8	8	8	8	8	7	7	7
4	4	7	8	8	7	7	7	7	8	8
3	3	7	7	5	5	5	4	4	8	8
3	7	7	5	5	3	3	4	4	8	8
7	7	4	4	4	4	3	2	2	8	8

8	8	8	5	5	5	5	5	9	9	9
8	8	8	8	8	2	2	9	9	9	9
3	5	5	5	3	4	4	9	9	6	6
3	3	5	5	3	4	4	6	6	6	6
4	4	4	4	3	9	9	9	9	9	9
3	3	3	2	2	9	4	4	4	4	9
7	7	1	7	6	6	6	6	6	6	9
7	7	7	7	2	2	7	7	3	3	3
8	8	8	8	8	8	7	7	4	4	4
8	8	3	3	3	7	7	7	2	2	4

6	6	6	4	7	7	7	5	5	5	5
6	6	6	4	2	2	7	7	7	7	5
8	8	8	4	4	9	9	9	9	9	9
8	8	8	5	6	6	6	6	9	9	9
4	4	8	5	5	4	4	6	6	4	4
4	4	8	5	5	4	4	2	2	4	4
7	7	7	7	7	5	5	5	4	2	2
7	7	4	4	4	4	5	5	4	4	4
5	5	3	3	9	9	9	9	9	2	2
5	5	5	3	9	9	9	9	3	3	3

4	3	3	3	4	4	4	4	7	7	7
4	4	4	2	2	3	3	3	2	2	7
8	8	8	8	4	4	4	4	7	7	7
8	8	6	6	6	6	6	6	3	3	3
8	8	5	5	3	3	3	4	4	4	4
7	7	7	5	5	5	7	7	7	7	7
7	7	7	2	2	4	4	2	2	7	7
7	2	2	3	3	3	4	4	3	3	3
3	3	3	6	6	2	2	5	4	4	2
6	6	6	6	5	5	5	5	4	4	2

	5			6						8
		2		4						
2	2		6						9	
		3		9	6		8	8		
2						6			4	
3		3	4		4			6	2	
	6				6	2			3	
8	8	8	8					3	6	
				6	3					
6		8	8	8					2	

1		3	4			7	5			
		3	2						5	2
6		6	8			8				7
	6	4	4		8		8	5		
6	4					7	3			
5			5	5		4				
4	4						7			
4			2	2	6				4	
3		3	5				3		4	4
	5				4	5				

										3
	3	9	9	2		5				5
2	2			4				3		
5			6		3	3		4		4
	2					2		2		
	4	6	8	8			8	7		
		7	8				7		8	8
3	3		7	5		5	4		8	
3			5			3	4		8	
			4				2			

						5	5			
8	8			8		2	9	9		
3	5			3		4			6	6
							6			
4	4		4	3			9			
				2	9	4				9
7	7	1				6	6			
7			7	2			7	3	3	3
				8	8					
				3					2	4

	6		4	7			5	5		
6		6		2	2			7		5
8		8								9
			5					9		9
4	4					4		6		4
	4			5	4			2		
				7	5		5	4	2	
	7			4	4					
	5					9		9	2	
		5	3	9						3

			3	4			4	7		
		4	2		3			2		
			8				4	7		
						6		3		
	8				3		4	4	4	4
	7	7			5					
	7			2	4			2	7	
7	2		3		3			3	3	3
	3				2				4	2
6				5				4		

2	2	4	4	4	4	2	2	6	6	6	3	4	4	4	4	6	6	4	4	9	9
4	4	7	7	7	7	8	8	6	6	6	3	3	6	6	6	6	4	4	9	9	9
4	4	3	7	7	7	8	8	8	4	4	4	8	8	5	5	5	5	5	9	9	9
5	5	3	3	4	4	8	8	8	4	6	6	6	8	8	4	4	4	4	2	2	9
3	5	5	5	4	5	5	5	5	5	6	6	6	8	8	9	7	7	7	7	7	7
3	3	2	2	4	3	3	3	2	2	7	7	7	8	8	9	9	9	9	3	3	7
4	4	4	4	8	8	2	2	1	4	4	7	7	7	7	9	9	9	9	3	2	2
7	7	7	8	8	8	8	3	3	4	4	6	6	6	6	6	6	3	4	4	4	4
4	4	7	7	7	8	8	3	5	5	5	8	8	8	8	2	2	3	3	6	6	6
4	4	2	2	7	2	2	5	5	4	4	4	4	8	8	8	8	2	2	6	6	6

3	3	3	5	4	4	3	3	2	2	1	2	2	9	9	6	6	6	6	6	6	5
5	5	5	5	4	4	3	5	5	5	3	3	3	9	9	9	9	3	5	5	5	5
7	7	7	7	7	7	7	5	5	7	7	7	4	4	9	9	9	3	3	4	4	4
6	6	6	3	5	5	5	4	4	4	7	7	4	4	3	3	3	2	2	4	2	2
6	6	6	3	3	5	5	4	2	2	3	7	7	5	5	4	4	4	4	3	3	3
4	4	5	5	7	7	7	7	7	7	3	3	2	5	5	5	7	7	7	7	2	2
4	4	5	5	5	7	3	3	3	5	5	5	2	3	6	6	3	3	3	7	7	7
6	8	8	8	8	8	4	4	2	2	7	5	5	3	3	6	6	6	6	4	2	2
6	2	2	8	8	4	4	6	6	6	7	7	7	8	8	8	8	2	2	4	4	4
6	6	6	6	8	6	6	6	2	2	7	7	7	8	8	8	8	5	5	5	5	5

8	8	8	8	6	6	5	5	5	5	5	8	8	8	8	5	2	2	4	4	2	2
8	8	8	8	6	6	6	6	2	2	8	8	9	9	9	5	5	5	4	4	3	3
7	7	7	7	7	5	5	3	3	3	8	8	9	9	9	9	9	5	2	2	7	3
5	5	5	7	7	5	5	5	6	6	6	6	9	2	2	5	5	3	3	3	7	7
3	3	5	5	2	2	4	4	4	4	5	6	6	3	3	3	5	4	4	4	4	7
3	2	2	3	7	7	7	5	5	5	5	4	4	2	2	5	5	3	3	7	7	7
4	4	3	3	7	7	7	7	9	9	9	9	4	4	1	4	4	3	4	4	4	2
4	4	6	6	8	8	8	8	8	8	9	9	9	9	9	4	4	8	4	8	8	2
6	6	6	6	8	8	6	6	6	5	5	7	7	7	7	2	2	8	8	8	8	8
4	4	4	4	6	6	6	2	2	5	5	5	2	2	7	7	7	5	5	5	5	5

2			4				2		6		3				4	6	6		4		
	4	7		7	7	8	8	6		6			6	6	6		4				
4	4	3		7		8		8				8			5						9
			3	4		8		8	4	6		6		8		4			2	2	
			5		5			5	5						9	7					7
	3	2			3					7	7	7	8			9					7
4		4		8		2	2	1	4	4				7	9			9	3		2
7			8			8				4		6		6							4
			7		8	8				5		8		8	2			3		6	6
	4		2			2	5	5			4	4						2			

	3		5		4		3	2	2					9	6						
5										3	3	3	9		9			5			
7					7	7	5		7		7	4		9	9	9		3			4
6		6	3		5		4			7				3			2		4		2
6				3			4	2		3				5	4	4	4	4	3		
4		5	5	7		7							5				7				2
4		5			7	3						2		6		3		3			7
	8	8			8		4	2				5	3	3				6	4	2	
		2	8	8		4	6		6		7	7						2			
6				8					2			7			8				5		

					6	5							8	8	5	2				2	
8	8	8	8	6					2	8								4		3	
7					5	5			3		8					9	5	2			3
5					5		5					9		2	5			3	3	7	
				2					4	5	6	6	3		3					4	
3	2		3	7					5		4						3	3			
		3	3		7			9		9	9	4		1		4	3			4	2
	4	6		8					8	9				9	4			4			
				8				6	5		7				2			8			
4	4		4	6			2					2					5			5	5

5	5	2	2	6	6	6	2	2	3	3	1	4	4	8	8	8	8	8	3	3	5
5	5	5	3	3	3	6	6	6	3	2	2	4	4	5	5	8	8	8	3	5	5
3	3	3	2	2	5	7	7	7	7	6	6	6	5	5	5	3	6	6	6	5	5
2	2	5	5	5	5	4	7	7	9	6	6	6	2	2	3	3	6	6	6	2	2
8	8	8	3	3	2	4	4	7	9	9	3	3	3	9	9	6	2	2	3	3	3
8	8	8	5	3	2	4	9	9	9	6	6	6	6	6	9	6	6	6	6	6	4
8	8	6	5	5	5	5	9	9	9	7	7	4	6	1	9	9	9	9	9	9	4
4	4	6	6	6	4	4	7	7	7	7	7	4	4	4	7	6	6	6	6	6	4
4	3	3	6	6	4	4	3	3	3	5	5	5	5	5	7	7	3	3	3	6	4
4	3	8	8	8	8	8	8	8	8	3	3	3	7	7	7	7	4	4	4	4	1

4	4	4	4	8	8	8	8	5	5	5	2	2	5	5	5	5	5	6	6	6	6
7	7	7	7	8	8	8	8	6	5	5	3	3	3	8	8	8	8	6	6	4	4
6	6	6	7	7	7	2	2	6	6	6	6	6	2	8	8	8	7	7	7	4	4
4	4	6	6	2	2	8	8	3	3	3	4	4	2	6	6	8	7	7	7	7	2
4	4	6	4	4	8	8	6	6	6	6	4	4	6	6	8	2	2	8	8	8	2
9	9	9	4	4	8	8	8	8	6	6	2	2	6	6	8	8	8	8	6	6	6
9	9	9	3	3	3	4	4	4	7	7	7	5	5	5	5	5	7	7	7	6	6
9	9	9	7	5	5	4	9	9	9	9	7	7	7	7	9	9	9	9	7	7	6
7	7	7	7	5	5	5	9	9	2	2	3	3	3	9	9	9	9	9	6	7	7
7	7	6	6	6	6	6	6	9	9	9	5	5	5	5	5	6	6	6	6	6	1

4	4	4	4	6	6	6	2	2	4	4	4	2	2	8	8	8	8	8	8	2	2
3	3	3	6	6	6	5	5	5	5	5	4	3	3	3	8	8	5	4	4	4	4
5	5	5	2	2	4	2	2	3	3	3	5	5	5	5	5	1	5	5	5	5	3
5	5	3	3	3	4	4	4	2	2	9	8	8	8	8	8	8	7	7	7	7	3
2	2	5	5	5	6	6	9	9	9	9	8	8	3	1	3	3	3	7	7	7	3
3	3	3	5	5	6	6	9	9	9	9	5	5	3	3	5	5	8	8	8	8	8
8	8	8	3	3	3	6	6	8	8	1	5	5	5	6	6	5	5	5	8	8	8
8	8	8	2	2	8	8	8	8	7	8	8	8	8	6	6	3	4	4	3	3	3
8	8	7	7	7	8	8	5	7	7	7	8	8	8	6	6	3	3	4	4	2	2
7	7	7	7	2	2	5	5	5	5	7	7	7	8	5	5	5	5	5	3	3	3

		2		6			2				1			8						3	
5			3							2	2		4	5		8			3	5	
	3		2			7				6			5				6	6	6		
	2	5				4	7	7	9		6		2			3	6	6		2	2
	8		3		2					9	3			9		6		2			3
			5			4	9	9	9	6		6	6	6				6			4
8		6					9	9			7	4	6			9				9	
							7							4			6				
4	3	3		6	4	4		3		5			5			7			3	6	4
	3		8						8			3	7							4	

4												2	5		5		5				6
7				8		8		6	5		3		3						6		
6						2			6	6			2						7	4	
4	4		6	2			8		3		4			6	6	8	7			7	2
4			4	4				6	6	6		4					2			8	
9				4				8		6		2		6		8		8		6	
			3		3			4								5	7				6
9	9			5			9			9				7			9				
7				5	5					2			3		9		9		6	7	7
		6								9					5	6					

4								2		4			2	8			8			2	
	3		6						5	5			3			8	5	4			
5	5	5		2	4		2		3			5	5	5	5					5	
			3	3		4			2	9	8				8	8		7		7	3
2	2			5			9	9	9		8	8	3		3	3					
		3		5		6	9	9	9		5	5			5		8		8	8	
	8				3			8	8				5		6				8	8	8
				2			8			8		8	8		6		4			3	
8	8			7		8		7			8				6	3			4	2	
7			7	2			5						8				5			3	

4	4	4	8	8	8	8	5	5	5	5	5	1	5	5	5	5	5	2	2	3	2
4	8	8	8	8	2	2	3	3	3	6	6	6	6	7	7	7	7	7	3	3	2
7	7	7	4	4	4	4	5	5	5	5	5	6	6	7	7	5	5	4	4	4	4
7	7	7	7	5	3	3	3	4	4	4	4	8	3	3	3	5	5	5	7	7	7
4	4	4	4	5	5	5	5	8	8	8	8	8	5	5	2	2	7	7	7	7	3
3	3	3	2	2	3	3	9	8	8	3	3	3	5	5	5	3	3	3	5	5	3
8	8	5	5	5	3	9	9	9	9	9	9	9	3	3	3	2	2	5	5	5	3
8	8	5	5	2	2	9	5	5	5	2	2	5	7	4	4	4	4	8	8	8	8
8	8	8	3	3	3	5	5	4	4	4	4	5	7	7	7	2	2	8	8	4	4
8	2	2	4	4	4	4	2	2	3	3	3	5	5	5	7	7	7	8	8	4	4

3	3	3	8	8	8	8	8	8	8	8	2	2	5	5	2	2	8	8	8	8	8
8	2	2	6	2	2	6	7	7	7	7	7	7	6	5	5	5	2	2	8	8	8
8	8	8	6	6	6	6	5	5	5	6	6	7	6	6	6	4	4	4	4	6	6
8	8	8	8	4	4	4	4	5	5	6	8	8	8	8	6	6	8	8	6	6	6
5	5	5	5	5	9	9	9	4	4	6	8	8	7	7	7	8	8	8	6	4	4
6	6	9	9	9	9	9	9	4	4	6	6	8	8	7	7	4	4	8	8	4	4
6	6	4	4	6	6	3	3	3	9	9	9	3	3	3	7	7	4	4	8	2	2
6	6	7	4	4	6	6	6	6	9	9	9	9	9	9	5	5	5	5	5	3	3
4	4	7	7	7	7	7	7	4	4	6	6	6	4	4	4	3	3	4	4	3	1
4	4	6	6	6	6	6	6	4	4	6	6	6	2	2	4	3	1	4	4	2	2

4	4	4	4	7	7	2	2	6	6	6	6	6	6	2	2	9	9	9	9	9	9
6	6	6	7	7	3	3	3	4	4	4	4	5	5	5	5	8	8	8	9	9	9
6	5	5	7	7	7	4	4	7	7	7	7	5	4	4	4	4	8	8	3	3	3
6	6	5	3	3	3	4	4	7	7	7	5	2	2	6	6	6	8	8	8	2	2
2	2	5	5	6	6	6	6	5	5	5	5	4	4	4	6	6	4	4	3	3	3
4	4	4	4	3	3	3	6	3	3	3	2	2	3	4	6	8	8	4	4	2	2
3	3	8	8	8	8	8	6	5	5	5	5	5	3	3	8	8	5	5	5	3	3
3	5	8	8	8	4	4	4	4	6	6	6	6	8	8	8	8	2	2	5	5	3
5	5	5	5	7	7	7	7	7	6	6	2	2	6	6	6	6	6	6	4	4	4
4	4	4	4	7	7	3	3	3	2	2	3	3	3	4	4	4	4	3	3	3	4

	4					8					5			5	5		5		2	3	
4	8			8		2		3		6	6		6	7							2
					4	4		5	5			6	6			5	5	4		4	4
	7	7		5	3			4					3	3	3			5			
			4					8	8			8	5		2				7		3
		3		2	3	3	9					3						3	5		
	8	5			3							9			3		2	5			3
				2		9	5		5		2		7		4			8	8		8
		8			3		5		4		4			7		2					4
		2				4	2		3			5		5	7	7			8	4	

	3					8		8			2			5	2			8			
	2	2		2		6	7	7									2				
						6					6		6	6			4	4		6	6
			8				4		5		8			8		6			6	6	6
5		5		5		9	9	4	4			8			7	8		8	6		
	6		9					4	4	6	6	8	8		7						4
	6	4		6	6	3				9	9	3				7	4		8	2	2
6	6	7														5					
					7		7		4	6	6	6	4			3	3	4	4		1
4			6											2	4	3			4		

	4				7	2						6		2		9					
		6	7		3	3					4					8					9
	5	5	7	7					7		7	5	4						3		3
					3	4	4	7			5	2			6		8		8	2	
2		5			6			5		5			4				4		3		
4			4		3		6			3	2	2	3	4		8					2
				8		8					5			3	8		5	5	5		3
3	5	8		8				4	6			6					2			5	
5			5					7				2	6	6	6		6		4		
		4			7			3		2		3				4		3			

9	9	9	9	9	9	9	6	6	6	6	2	2	9	9	9	9	9	9	9	9	9
9	2	2	7	3	3	3	6	6	3	3	3	1	6	6	6	6	6	6	3	3	3
9	3	4	7	7	7	4	4	4	4	2	2	3	3	3	7	3	3	3	4	4	2
3	3	4	4	4	7	6	6	6	6	6	6	4	4	4	7	7	7	4	4	3	2
2	2	3	3	3	7	7	4	4	3	3	3	4	7	7	7	3	3	2	2	3	3
4	4	4	4	2	2	4	4	5	5	5	5	5	9	9	5	5	3	5	5	5	5
5	3	3	3	8	8	8	8	4	4	3	3	9	9	9	5	5	5	3	3	3	5
5	5	5	5	8	8	8	8	4	4	3	9	9	9	9	8	8	8	6	6	2	2
9	9	9	9	7	7	7	7	7	7	7	8	8	8	8	8	2	2	6	4	4	4
3	3	3	9	9	9	9	9	3	3	3	4	4	4	4	3	3	3	6	6	6	4

6	6	6	6	6	2	2	3	3	3	2	2	5	2	2	9	9	4	4	4	2	2
6	4	4	4	4	7	7	7	7	7	7	5	5	3	3	9	9	4	2	2	8	8
7	7	7	7	5	7	4	4	6	6	6	5	5	3	9	9	2	2	5	5	8	8
7	7	7	5	5	4	4	3	5	5	6	6	9	9	9	6	5	5	5	8	8	5
3	3	3	5	5	6	6	3	3	5	5	6	2	2	6	6	6	6	6	8	8	5
9	9	9	9	6	6	6	6	2	2	5	4	4	4	4	9	9	3	3	5	5	5
3	3	3	9	9	9	9	9	6	6	6	6	9	9	9	9	9	3	2	2	7	7
4	4	6	6	6	6	7	7	7	7	6	6	9	9	5	5	5	5	5	7	7	4
4	4	6	6	5	2	2	7	7	7	5	5	3	3	3	8	8	8	7	7	7	4
3	3	3	5	5	5	5	3	3	3	5	5	5	2	2	8	8	8	8	8	4	4

4	4	4	7	7	7	7	2	2	4	3	3	3	4	4	4	4	3	3	3	2	2
4	5	5	3	3	3	7	7	7	4	4	4	8	8	8	8	8	6	2	2	4	4
5	5	5	4	4	6	6	6	6	3	3	3	8	8	8	6	6	6	6	6	4	4
6	6	6	4	4	6	6	4	2	2	9	9	9	9	9	9	9	9	9	3	3	3
6	6	7	7	7	7	7	4	4	4	7	7	4	4	4	4	7	7	7	7	4	4
9	6	7	7	2	2	9	3	2	2	7	2	2	3	3	5	5	5	7	7	4	4
9	9	9	9	9	9	9	3	3	7	7	4	4	4	3	5	5	1	7	8	8	8
1	7	7	7	2	2	5	5	5	7	7	4	6	6	6	6	6	2	2	8	8	8
7	7	8	8	8	8	3	3	5	5	2	2	6	4	4	4	4	3	3	3	8	8
7	7	8	8	8	8	3	2	2	4	4	4	4	7	7	7	7	7	7	7	2	2

				9			6	6	6	6		2									9
		2	7	3		3		6				1	6					6			3
				7		4				2	2				7		3			4	2
3	3			4	7	6						4	4	4			7	4			
	2		3			7			3			4			7		3	2		3	
4			4		2	4	4	5						9		5		5			5
5	3				8			4	4					9				3			
							8		4	3	9		9	9	8		8		6		2
9				7						7						2		6	4	4	
3							9		3					4	3					6	

				6		2	3			2	2	5	2							2	
6			4			7				7			3			9	4		2		
	7		7		7				6			5		9			2		5		8
	7	7	5			4		5			6		9								5
		3			6	6	3						2					6		8	
9					6		6		2	5		4	4	4				3			
3			9			9		6	6		6		9			9	3		2	7	
4			6			7				6	6	9	9		5			5			4
	4	6		5		2			7			3					8	7			
		3	5			5	3		3			5	2							4	

		4	7				2					3			4			3		2	
	5	5	3			7		7			4		8			8	6	2		4	
5		5								3	3								6		4
			4	4	6	6			2		9							9			3
		7			7			4			7				4	7			7		4
9	6	7			2	9	3	2			2	2		3	5	5	5		7		
		9					3	3				4			5	5		7		8	8
	7	7	7		2	5				7								2	8		
7	7				8		3		5		2	6	4	4			3	3			
7	7				8		2			4	4			7						2	2

2	2	4	4	6	6	6	6	6	6	2	2	5	3	3	3	8	8	4	2	2	3
6	6	6	4	4	9	9	9	9	3	3	3	5	5	5	5	8	8	4	4	4	3
4	4	6	6	6	9	9	9	9	9	7	7	7	7	7	7	8	8	8	2	2	3
4	4	5	5	5	5	5	3	3	3	7	5	5	5	5	5	8	2	2	5	5	5
3	3	3	9	9	9	9	2	2	6	3	2	2	3	3	3	5	3	3	3	5	5
2	2	9	9	9	6	6	6	6	6	3	3	4	4	4	4	5	2	2	4	4	4
4	4	4	4	9	4	4	3	3	3	6	6	6	6	3	3	5	5	5	4	2	2
5	5	3	3	9	4	4	2	2	4	4	4	6	6	3	4	4	6	6	6	4	4
5	5	3	5	5	5	5	5	7	4	7	7	2	2	7	4	4	6	6	6	4	4
5	4	4	4	4	2	2	7	7	7	7	3	3	3	7	7	7	7	7	7	2	2

2	2	3	3	3	4	4	2	2	4	4	5	3	3	3	8	8	8	8	6	6	6
6	6	6	6	4	4	8	8	8	4	4	5	5	5	2	2	8	8	6	6	8	8
6	3	3	3	2	2	8	8	8	8	8	5	7	7	9	9	9	8	8	6	8	8
6	9	9	9	9	9	9	9	9	9	7	7	7	9	9	9	6	6	6	2	2	8
4	4	4	2	2	6	6	8	8	8	8	8	7	7	9	9	6	6	6	8	8	8
4	2	2	6	6	6	6	8	8	8	6	6	6	6	9	5	5	3	3	3	5	5
8	8	8	8	8	8	4	4	4	4	6	6	7	7	7	5	5	5	2	7	5	5
7	7	7	8	8	5	5	5	5	5	4	4	7	6	6	3	3	3	2	7	7	5
7	2	2	6	6	6	6	6	6	4	4	7	7	7	6	6	6	6	7	7	7	7
7	7	7	8	8	8	8	8	8	8	8	2	2	9	9	9	9	9	9	9	9	9

9	9	9	9	9	9	9	8	8	8	8	8	4	4	2	3	1	4	2	2	3	1
6	6	6	6	3	9	9	8	8	8	5	5	4	4	2	3	3	4	4	4	3	3
7	6	6	3	3	2	2	4	4	4	4	5	5	9	9	9	9	5	5	3	2	2
7	7	2	2	6	6	6	2	2	3	3	3	5	9	9	7	5	5	5	3	3	1
7	7	7	7	6	6	4	4	3	4	4	4	4	9	9	7	7	7	6	6	6	6
4	4	3	3	3	6	4	4	3	3	6	6	6	9	7	7	7	6	6	4	4	2
4	4	8	8	8	3	3	8	8	8	6	6	6	3	3	3	5	5	4	4	6	2
8	8	8	7	7	3	4	4	3	8	8	8	8	8	5	5	5	6	6	6	6	6
8	5	5	7	7	4	4	3	3	5	5	5	5	5	7	9	9	5	5	5	5	5
8	5	5	5	7	7	7	2	2	7	7	7	7	7	7	9	9	9	9	9	9	9

2		4						6		2			3	3	3			4	2		3
6			4	4			9	9	3				5			8			4		
					9	9			9					7					2		
	4	5							3	7	5							2			5
	3		9		9		2	2		3		2	3				3				
	2	9			6					3		4		4				2			4
4		4		9		4	3							3				5	4	2	
5				9	4		2				4	6		3					6	4	
5		3				5		7			7	2	2	7	4	4	6	6			4
				4		2	7				3										2

2		3				4		2	4					3	8						6
	6	6						8	4	4			5		2	8		6		8	8
			3	2	2	8	8	8	8		5		7	9		9		8	6		
6		9											9						2		
		4	2		6			8		8	8	7			9	6			8		
		2				6	8	8	8	6				9			3	3			
8					8		4				6				5					5	
				8		5					4	7	6	6	3			2			5
	2	2	6				6	6			7				6			7			
		7	8							8		2	9								

													4	2	3	1		2	2	3	
			6	3	9	9	8			5	5									3	3
7					2		4			4		5		9	9	9		5			
	7		2			6	2		3		3	5		9		5		5	3	3	1
7			7				4	3				4		9		7	7				
				3	6	4				6	6		9	7		7			4	4	2
	4			8							6	6	3		3	5			4	6	2
	8	8			3	4			8								6				
	5		7		4		3		5				5		9	9	5				
8			5			7	2			7					9					9	

3	3	3	7	7	7	7	9	9	9	9	9	9	9	7	6	6	3	3	5	2	2
6	6	6	6	6	6	7	7	7	5	5	9	9	7	7	7	6	3	5	5	3	3
4	4	9	9	9	9	2	2	5	5	5	7	7	7	6	6	6	5	5	7	3	2
4	4	9	9	9	9	5	5	7	7	7	4	4	4	4	5	5	7	7	7	7	2
2	3	9	4	5	5	5	3	7	7	7	7	3	3	3	5	5	4	4	4	7	7
2	3	3	4	4	4	3	3	2	2	6	6	6	6	6	6	5	2	2	4	3	3
7	7	7	7	7	7	6	6	6	6	2	2	5	5	3	3	3	9	9	9	3	9
7	8	8	8	8	2	6	6	2	2	7	7	5	5	5	2	2	9	9	9	9	9
8	8	8	8	7	2	7	7	7	7	7	2	2	9	2	6	6	6	6	6	6	8
7	7	7	7	7	7	9	9	9	9	9	9	9	9	2	8	8	8	8	8	8	8

2	2	4	2	3	3	3	8	8	8	8	8	8	1	6	6	5	5	5	5	5	2
4	4	4	2	4	4	8	8	5	5	5	5	5	8	8	6	2	2	3	3	3	2
8	8	3	3	3	4	3	3	3	6	6	6	6	8	8	6	6	6	4	4	4	4
8	8	8	8	6	4	6	6	2	2	4	4	6	6	8	8	7	7	7	7	7	2
4	4	8	8	6	6	6	3	3	3	4	4	9	9	8	8	3	3	3	7	7	2
7	4	4	5	5	8	8	8	8	9	9	9	9	9	9	9	4	4	2	2	4	4
7	7	7	3	5	5	5	8	8	5	3	3	3	2	2	4	4	3	8	8	8	4
7	7	7	3	3	7	7	8	8	5	5	5	5	9	9	2	2	3	3	8	8	4
9	9	9	9	4	4	7	7	4	4	4	4	3	3	9	9	9	2	2	8	8	8
9	9	9	9	9	4	4	7	7	7	2	2	3	2	2	1	9	9	9	9	2	2

5	5	5	2	2	5	5	5	5	5	4	4	3	3	3	4	4	4	4	8	2	2
5	2	2	3	3	3	4	4	7	4	4	7	7	2	2	8	8	8	8	8	8	8
5	7	7	7	2	6	4	4	7	7	7	7	3	3	3	6	6	6	6	3	3	3
7	7	7	7	2	6	6	6	6	6	4	4	4	9	6	6	5	5	5	5	5	1
9	9	9	9	9	9	9	3	3	3	4	9	9	9	4	4	4	4	3	3	3	4
9	9	7	7	7	7	7	7	7	9	9	9	6	6	6	6	6	6	1	4	4	4
6	6	6	6	6	6	3	3	3	9	9	7	7	8	8	8	8	5	5	5	5	5
5	5	5	9	9	9	9	9	5	5	7	7	7	7	7	8	8	3	3	3	8	8
5	5	9	9	9	3	3	3	5	3	3	4	4	4	4	8	8	2	2	8	8	8
2	2	9	1	4	4	4	4	5	5	3	2	2	6	6	6	6	6	6	8	8	8

		3	7				9						9								2
6										5	9	9			7	6	3			3	
4		9	9	9		2								6	6		5		7		
		9		9			5	7	7					4				7	7		2
	3		4	5				7	7	7	7	3		3	5						7
2	3	3			4		3		2			6				5		2	4		3
		7						6			2	5		3		3		9			9
7		8		8			6		2				5			2	9	9	9		
8		8	8		2					7	2		9	2	6						
	7											9			8						

2			2			3						8		6						5	
4							8					5		8			2			3	2
		3		3		3		3		6	6		8				6	4			4
8				6	4		6	2	2				6								2
4							3			4			9	8	8			3	7		2
7			5						9					9					2	4	
	7					5	8		5		3			2		4	3		8		
		7	3				8	8	5				9			2		3		8	4
9	9	9	9			7		4				3	3					2			8
				9		4	7		7	2					1				9		2

	5		2		5				5				3		4					2	2
5	2		3			4	4		4				2	2	8						
	7			2			4	7			7			3	6		6	6	3		3
				2				6				4	9			5				5	
9		9	9				3		3					4						3	4
		7						7		9		6		6					4		
6				6	6	3				9			8				5				5
5			9				9		5		7				8		3				
		9		9			3		3	3	4			4			2		8		
2	2	9					4				2		6								

9	9	9	9	9	9	9	9	9	1	5	5	5	5	5	3	3	3	8	8	8	8
3	3	3	8	8	8	8	8	3	3	3	4	4	6	6	6	2	2	8	8	8	8
5	5	5	4	4	4	4	8	8	8	4	4	7	7	7	6	6	6	7	7	7	7
5	5	2	2	6	6	3	3	3	1	2	2	7	7	7	4	4	3	3	7	7	7
2	2	3	3	3	6	6	6	6	5	5	3	4	4	7	4	4	3	8	8	8	8
9	9	9	9	9	4	4	4	4	5	3	3	4	4	6	6	6	2	2	8	8	8
9	9	8	8	8	8	3	3	3	5	5	2	2	3	5	5	6	6	6	8	2	2
9	9	8	8	1	2	2	7	7	7	7	4	4	3	3	5	5	2	5	5	5	5
3	3	3	8	8	5	5	5	7	7	7	4	4	8	8	3	5	2	3	3	3	5
2	2	1	4	4	4	4	5	5	8	8	8	8	8	8	3	3	1	4	4	4	4

2	8	8	8	8	8	8	3	3	3	2	5	3	3	3	8	8	8	8	8	8	3
2	7	7	7	8	8	4	4	4	4	2	5	5	5	5	3	3	3	8	8	3	3
7	7	4	4	4	4	9	6	6	6	6	4	4	6	6	5	5	5	5	5	2	2
7	7	6	6	2	2	9	9	6	6	4	4	6	6	6	6	2	2	9	9	9	9
9	9	6	6	9	9	9	9	9	9	2	2	4	4	4	4	3	9	9	9	9	9
9	9	6	6	3	3	3	5	5	5	3	3	3	6	6	6	3	3	8	2	2	4
9	9	9	9	9	2	2	5	5	3	2	2	6	6	6	4	4	8	8	8	8	4
4	7	7	7	3	3	3	2	2	3	3	5	3	3	3	4	4	6	6	8	4	4
4	4	4	7	7	2	2	5	5	5	7	5	5	5	5	6	6	6	6	8	8	1
2	2	7	7	4	4	4	4	5	5	7	7	7	7	7	7	2	2	4	4	4	4

9	9	9	9	9	6	6	6	6	6	6	2	2	4	4	4	4	6	6	6	6	7
9	9	9	9	4	4	4	4	5	5	5	3	3	3	2	2	6	6	2	2	7	7
6	6	4	4	6	6	6	6	6	6	5	5	7	7	3	3	3	7	7	7	7	8
6	6	4	4	9	9	9	3	3	3	4	4	7	7	7	7	7	1	3	8	8	8
6	6	3	3	3	9	9	8	8	4	4	6	6	6	4	4	4	4	3	3	8	8
4	4	9	9	9	9	8	8	8	8	8	8	6	6	6	1	5	5	5	5	8	8
4	4	6	6	6	7	7	7	7	7	7	7	3	3	3	2	3	5	4	4	4	4
5	5	6	6	6	9	4	4	4	4	5	5	5	5	5	2	3	3	1	7	7	7
5	5	3	3	3	9	9	9	9	9	9	9	2	2	8	8	8	8	7	7	4	4
5	2	2	4	4	4	4	9	2	2	4	4	4	4	8	8	8	8	7	7	4	4

9								9						5	3						
3								3		3	4	4			6	2			8	8	8
5		5				4		8		4	4		7	7						7	7
		2			6			3	1				7		4			3			
	2		3					6	5	5	3		4	7		4	3		8	8	8
9				9				4		3				6			2				
9		8			8			3	5	5		2	3	5				6	8	2	2
9	9	8		1						7		4		3							
				8	5	5		7	7	7	4					5				3	5
2	2	1	4					5	8					8		3	1				4

2	8								3	2	5		3								
									4		5			5			3	8	8	3	3
		4			4	9		6		6		4		6	5			5			2
	7				2		9			4	4	6					2	9			9
9	9	6	6						9		2	4					9		9		9
	9		6			3			5	3			6				3	8	2		4
9				9		2			3	2					4		8			8	
	7			3			2					3			4	4		6			
4					2		5			7	5						6			8	
	2	7		4						7						2					4

					6	6			6		2					4					
9	9	9				4		5	5		3		3		2		6	2		7	7
	6	4			6	6		6			5					3	7	7			
			4	9		9	3		3		4					7		3		8	
6	6	3									6		6	4			4		3		8
		9		9		8	8				8	6				5		5	5		
4										7		3			2		5	4			4
5			6	6					4	5	5	5			2			1			
				3							9	2		8	8	8	8			4	
	2					4			2	4				8	8	8	8		7	4	

4	4	3	4	4	4	4	6	6	6	5	2	2	8	8	5	5	4	4	4	4	7
4	4	3	3	5	5	5	6	6	6	5	5	5	8	8	5	5	5	7	7	7	7
7	7	7	7	5	5	9	9	9	9	5	8	8	8	8	3	4	4	4	4	7	7
7	7	5	2	3	9	9	9	9	9	3	3	3	2	2	3	3	5	5	5	2	2
7	5	5	2	3	3	5	5	5	2	2	4	4	4	4	5	5	3	5	5	3	3
5	5	4	4	4	4	2	2	5	5	3	3	3	5	5	5	3	3	2	2	6	3
3	3	3	6	6	6	6	6	6	8	8	8	8	3	3	3	2	2	3	6	6	6
2	2	4	8	8	8	8	4	2	2	8	8	8	8	6	6	6	3	3	6	6	4
4	4	4	8	8	8	8	4	4	5	5	5	2	2	6	6	6	2	2	3	3	4
2	2	3	3	3	2	2	4	2	2	5	5	3	3	3	4	4	4	4	3	4	4

5	5	5	5	5	2	2	7	7	7	4	4	3	3	2	2	9	9	9	9	9	9
8	8	8	8	8	3	7	7	7	7	4	4	3	5	5	5	9	9	9	3	8	8
8	8	8	5	5	3	3	4	4	3	3	3	5	5	4	4	4	4	3	3	8	8
3	3	3	5	5	5	4	4	1	2	2	7	7	7	3	3	3	7	7	7	8	8
6	6	2	2	6	6	6	6	6	6	7	7	7	7	2	2	7	7	3	3	8	8
6	6	4	4	5	5	5	8	8	8	8	8	8	3	3	3	7	7	3	5	5	5
6	6	4	4	5	5	3	8	8	1	9	4	4	7	7	7	8	8	8	8	5	5
8	2	2	8	2	2	3	3	2	2	9	4	4	7	7	7	7	4	4	8	8	8
8	8	8	8	3	3	8	8	8	8	9	9	9	9	9	9	9	4	4	8	3	2
8	8	2	2	3	2	2	8	8	8	8	6	6	6	6	6	6	2	2	3	3	2

7	7	3	8	8	8	8	8	8	3	3	5	5	5	3	2	2	5	5	5	5	5
7	7	3	3	8	8	5	5	5	3	2	2	5	5	3	3	6	6	6	6	6	6
7	7	4	4	6	6	6	6	5	5	3	3	3	2	2	8	8	8	8	8	8	8
4	7	4	4	3	6	6	3	3	3	2	2	6	6	6	3	3	3	5	5	5	8
4	2	2	3	3	5	5	5	5	5	4	4	4	4	6	4	8	8	8	8	5	5
4	4	6	6	6	6	6	7	7	7	7	7	7	6	6	4	4	4	8	8	3	3
2	2	6	8	8	8	8	5	5	4	4	7	5	5	5	1	5	5	5	8	8	3
4	4	4	8	8	8	8	5	5	5	4	4	5	5	1	6	6	5	5	4	4	4
4	2	2	7	7	7	4	6	6	6	6	6	3	3	6	6	6	6	7	7	7	4
7	7	7	7	4	4	4	6	4	4	4	4	3	5	5	5	5	5	7	7	7	7

	4		4				6			5		2		8	5	5	4				
4	4	3		5					6			5									
			7			9	9	9	9	5	8		8	8		4					7
7	7	5			9	9	9	9				3		2		3	5				2
			2	3					2					4	5		3		5		
	5	4	4				2	5		3	3		5			3			2		3
	3		6					6		8	8	8	3		3	2					6
2	2		8				4		2									3	6		
		4	8	8	8			4		5	5	2	2		6	6	2			3	
2			3		2			2			5		3		4					4	

5				5		2					4	3		2							9
8			8		3	7			7	4					5	9	9	9	3		
	8		5	5		3	4	4			3						4	3		8	
3		3				4				2			7			3			7		8
6		2		6					6					2					3		
		4				5	8	8			8	8	3	3	3	7				5	5
		4	4	5			8	8		9		4			7	8					5
		2	8	2		3		2	2		4	4					4				8
				3		8							9	9		9	4		8	3	2
	8	2			2				8			6					2				

							8			3				3		2					5
	7		3	8		5					2	5		3							6
		4	4	6			6	5	5		3			2							
4				3			3				2				3			5	5	5	8
4	2					5							4		4	8					5
						6	7					7		6			4	8			3
	2			8	8	8	5	5	4			5	5	5		5		5		8	
				8		8						5	5		6	6	5				
4	2				7								3	6	6		6			7	4
7						4	6	4							5			7	7		7

6	6	6	6	6	6	5	5	5	2	2	6	6	6	6	6	4	4	4	4	6	2
2	2	4	4	4	4	5	5	7	7	7	7	7	7	6	2	2	5	5	6	6	2
8	8	8	8	8	8	8	2	2	5	5	5	5	7	4	4	4	5	5	6	6	6
2	2	8	2	2	5	5	3	3	3	5	2	2	3	4	2	2	5	8	8	8	8
3	3	3	5	5	5	4	4	5	2	2	8	8	3	3	4	4	4	3	3	3	8
2	2	5	3	3	3	4	4	5	5	5	5	8	2	2	4	5	5	5	5	5	8
6	3	5	5	7	7	7	7	7	7	7	9	8	8	8	2	2	1	2	2	8	8
6	3	3	5	5	3	3	3	9	9	9	9	8	8	4	4	5	5	7	7	7	7
6	6	6	6	3	9	9	9	9	3	3	3	2	2	4	4	5	5	5	7	7	7
4	4	4	4	3	3	2	2	6	6	6	6	6	6	8	8	8	8	8	8	8	8

5	5	5	5	5	8	8	8	8	8	8	7	4	4	3	3	3	5	5	5	5	5
3	3	3	6	6	6	8	8	7	7	7	7	4	4	5	5	5	9	9	9	9	9
2	2	4	6	4	6	6	4	4	4	4	7	7	5	5	9	9	9	9	3	3	3
4	4	4	2	4	4	4	5	5	5	6	6	6	2	2	5	5	5	5	5	2	2
5	5	5	2	7	7	7	6	6	5	5	6	6	6	1	4	4	4	8	8	8	9
5	5	7	7	7	7	2	2	6	2	2	4	4	5	3	3	3	4	8	8	8	9
9	9	9	9	9	9	9	9	6	6	6	4	4	5	5	5	5	8	8	9	9	9
9	7	7	7	6	6	6	6	3	3	3	7	7	7	4	4	4	4	2	2	9	9
7	7	4	4	4	4	6	6	5	5	5	7	7	7	7	9	2	2	3	3	9	9
7	7	2	2	3	3	3	5	5	2	2	9	9	9	9	9	9	9	9	3	2	2

4	2	2	6	6	4	4	1	2	2	3	3	3	7	7	7	3	3	3	1	2	2
4	4	4	6	6	5	4	4	3	3	4	4	4	4	2	7	7	7	7	3	3	3
8	8	8	8	6	5	5	5	5	3	5	5	5	3	2	5	5	5	5	5	2	2
8	8	9	9	6	3	3	4	4	4	5	5	2	3	3	8	8	8	8	4	4	4
8	8	9	9	9	9	3	4	7	7	7	7	2	7	7	3	3	3	8	8	8	4
6	6	6	6	9	9	9	3	7	7	3	3	3	7	7	7	7	7	2	2	8	2
9	2	2	6	6	2	2	3	3	7	2	2	4	4	4	4	5	5	5	5	5	2
9	9	9	3	3	6	5	5	5	5	5	3	3	3	6	6	6	6	6	6	4	4
9	2	2	3	6	6	6	6	6	2	2	4	4	4	4	5	5	5	5	5	4	4
9	9	9	9	3	3	3	2	2	7	7	7	7	7	7	7	4	4	4	4	2	2

Puzzle 325-327

6										2	6						4				
2		4			4	5							7	6	2	2	5		6		2
			8			8	2		5			5			4		5		6		6
2			2				3					2	3			2	5				
3			5			4	4	5		2				3		4				3	
	2		3								5			2		5				5	8
				7						7						2			2	8	
		3		5	3	3					9	8				5				7	
			6	3			9				3	2		4		5		5	7		
			4				2					6		8					8	8	8

5										8	7					3					5
3						8		7					4			5					9
2	2					6		4				7	5	5		9					3
		4				4	5			6		6			5				5	2	2
		5	2			7				5	6	6	6	1	4		4				
	5		7				2			2			5		3		4		8	8	9
		9	9				9			6		4				5			9	9	
9	7									3		7					4		2	9	
		4	4	4	4	6				5					9	2		3	3		9
			2	3				5	2		9		9	9			9				2

	2	2					1			3			7					3	1		2
	4		6				4	3		4	4		4	2				7			
8		8		6			5		3		5		3		5				5		2
	8	9	9	6			4					2					8				
	8	9				3		7			7		7		3					8	4
		6		9		9		7		3				7		7		2			2
9	2		6		2		3		7	2					4	5			5	5	
		9				5				5	3		3		6						
		2	3				6			2		4		4		5			5	4	
		9				3		2							7			4		2	

9	9	9	9	9	9	9	1	6	6	1	5	5	5	5	4	4	7	7	2	2	4
3	3	3	5	5	9	9	6	6	6	6	7	7	7	5	4	4	7	7	4	4	4
4	4	4	4	5	5	2	2	5	5	7	7	7	7	6	6	6	4	7	7	7	3
2	2	1	2	2	5	6	6	5	5	5	2	2	4	4	6	6	4	4	4	3	3
3	3	3	6	6	6	6	2	2	3	3	3	7	4	4	6	2	2	8	8	4	4
9	9	9	9	9	5	5	5	5	5	2	2	7	7	5	5	5	5	5	8	4	4
2	2	6	9	9	9	9	3	3	3	9	9	9	7	7	7	7	8	8	8	8	8
4	4	6	6	6	8	8	8	8	8	2	2	9	9	9	9	9	9	6	6	2	2
4	4	6	6	8	8	7	7	7	7	7	7	7	2	2	6	6	6	6	5	4	4
3	3	3	2	2	8	5	5	5	5	5	2	2	3	3	3	5	5	5	5	4	4

6	6	6	6	6	4	4	6	6	6	6	6	6	4	4	4	4	6	6	6	4	4
8	8	8	8	6	4	4	2	2	3	3	3	8	8	8	8	8	6	6	6	4	4
8	8	2	2	8	8	3	3	3	5	5	5	5	2	8	4	4	4	4	7	7	7
8	8	7	7	7	8	8	2	2	5	3	3	3	2	8	8	3	3	3	2	2	7
4	4	7	7	7	7	8	8	8	8	4	4	4	4	7	4	4	4	4	7	7	7
4	4	8	4	4	4	4	9	9	9	5	7	7	7	7	7	7	8	6	6	6	6
8	8	8	9	9	9	9	9	9	2	5	5	5	5	8	2	2	8	6	6	8	8
8	8	8	8	1	7	7	7	6	2	6	6	8	8	8	3	3	8	8	8	8	2
9	9	9	9	7	7	7	7	6	6	6	8	8	2	2	3	5	5	5	5	5	2
3	3	3	9	9	9	9	9	2	2	8	8	3	3	3	7	7	7	7	7	7	7

3	4	4	7	7	4	4	4	4	2	2	5	5	5	3	3	3	2	2	3	3	3
3	3	4	4	7	7	7	7	7	4	4	4	4	5	5	2	2	6	6	6	2	2
4	4	5	5	5	6	6	6	6	6	6	2	2	4	4	4	4	6	6	6	3	3
4	4	3	3	5	5	4	4	5	5	5	3	5	5	3	3	3	4	4	2	2	3
5	5	5	3	2	2	4	4	5	6	6	3	3	5	7	7	7	7	4	4	6	6
2	2	5	5	7	3	3	3	5	6	6	6	6	5	5	8	8	7	7	7	6	6
8	8	7	7	7	5	5	4	4	4	4	8	8	8	8	8	8	5	5	5	6	6
8	8	7	7	7	5	3	3	3	5	5	5	5	5	3	3	3	5	5	7	7	7
8	8	3	3	3	5	5	8	8	8	8	6	6	6	4	4	4	4	7	7	7	7
8	8	4	4	4	4	3	3	3	8	8	8	8	6	6	6	2	2	4	4	4	4

9								6	6		5				4	4				2	4
		3	5		9	9	6	6	6	6			7	5		4					
4		4			5		2			7				6	6		4			7	
2	2	1			5	6	6			5	2		4	4					4		3
			6		6			2		3		7				2					4
9	9			9	5				5	2				5					8		4
	2	6	9		9	9	3			9		9					8				8
	4						8		8		2		9						6	2	2
	4			8							7			2	6				5	4	
	3			2	8					5		2		3							

							6						4								
			8	6	4		2		3			8					6	6	6	4	
			2		8			3					2	8				4	7		
	8		7	7			2		5	3		3				3			2	2	
	4				7				8		4			7	4	4	4	4			
		8				4	9		9	5	7										6
8	8		9					9							2			6	6		8
8	8		8		7	7	7	6	2							3					2
	9			7	7	7	7				8		2		3		5		5		
		3							2	8			3						7		

	4		7					4		2	5			3			2			3	
3								7		4					2				6	2	
4	4		5					6	6	6	2		4							3	
4			3			4	4		5		3	5		3			4		2		
5				2	2				6	6				7						6	
2	2					3			6							8			7	6	
	8	7				5			4		8								5		
					5			3	5					3		3			7	7	7
		3	3	3	5		8			8	6				4						
					4		3		8						6	2		4			4

7	7	7	5	5	5	3	9	9	9	9	6	6	6	6	7	7	7	7	5	5	5
4	4	7	5	5	6	3	3	9	9	6	6	4	4	5	5	5	7	7	7	5	5
4	4	7	7	7	6	4	4	9	9	3	3	3	4	4	5	5	9	9	9	4	4
2	2	6	6	6	6	4	4	9	5	5	7	7	7	7	7	3	3	3	9	9	4
4	4	4	4	9	9	9	7	5	5	5	3	3	3	7	7	2	2	9	9	9	4
3	3	3	6	6	9	9	7	7	7	7	7	7	8	8	5	5	5	9	6	6	6
9	7	6	6	6	6	9	9	9	9	8	8	8	8	8	5	5	4	6	6	2	2
9	7	7	7	7	7	7	3	3	5	8	3	7	7	7	7	7	4	6	9	9	9
9	9	9	4	4	4	4	3	5	5	3	3	7	7	8	8	3	4	4	9	9	2
9	9	9	9	3	3	3	5	5	8	8	8	8	8	8	3	3	9	9	9	9	2

4	4	2	6	6	6	6	7	7	4	4	2	2	9	8	8	1	4	4	4	4	5
4	4	2	4	4	4	6	6	7	4	4	6	6	9	9	8	8	8	8	8	8	5
8	8	8	8	8	4	2	2	7	7	7	7	6	9	9	9	9	9	9	5	5	5
6	6	6	6	8	8	8	5	5	5	5	5	6	6	6	8	8	8	8	7	7	7
6	6	4	4	4	4	3	3	3	4	4	3	5	5	5	8	8	8	8	7	7	7
4	4	3	3	3	7	7	7	7	4	4	3	3	6	5	4	6	6	6	3	3	7
4	4	2	2	7	7	7	8	8	6	6	6	6	6	5	4	4	6	6	3	2	2
6	6	6	6	3	3	3	8	8	8	8	5	5	5	3	3	4	3	6	4	6	6
6	6	4	3	6	6	6	6	6	8	8	3	5	5	3	6	6	3	3	4	6	6
4	4	4	3	3	6	4	4	4	4	3	3	2	2	6	6	6	6	4	4	6	6

8	8	8	4	4	3	1	4	4	7	3	3	3	4	4	4	4	2	2	4	4	1
8	8	8	4	4	3	3	4	4	7	7	7	7	3	8	8	3	3	3	5	4	4
8	8	7	7	7	5	5	5	5	5	7	7	3	3	8	4	4	4	4	5	5	5
2	2	7	6	7	7	7	3	3	4	4	8	8	8	8	5	5	9	9	9	9	5
3	3	3	6	6	6	6	6	3	4	4	7	7	7	8	5	5	5	9	9	9	4
4	4	4	4	3	3	3	2	2	7	7	7	7	6	6	6	6	9	9	4	4	4
3	3	3	1	2	2	6	6	6	2	2	9	6	6	4	4	4	5	5	5	5	5
4	4	4	4	9	9	9	9	6	6	6	9	9	9	9	9	4	3	3	3	2	2
7	7	7	7	9	9	9	9	9	3	3	3	9	9	9	1	2	2	4	4	4	4
7	7	7	4	4	4	4	2	2	4	4	4	4	3	3	3	6	6	6	6	6	6

7		7	5		5	3	9				6								5		
4			5				3			6		4		5		5	7			5	
	4				6					3							9			4	
	2	6		6			4	9	5		7							3		9	
			4	9			7	5			3					2	2	9			
3		3		6	9										5						
9	7	6													5		4		6	2	
		7					3	3	5	8		7		7		7		6	9		
			4								3	7	7		8	3		4			2
				3											3			9			2

	4	2								4	2		9	8			4			4	
							6		4		6				8			8		8	
8					4		2				7				9			9	5		
6			6			8	5		5	5				6		8			7		
		4				3					3	5		5			8	8	7		
	4		3	3					4			3	6					6	3		7
4	4		2			7	8		6					5		4	6		3		2
			6	3		3	8						5				3		4		6
		4								8			5	3	6		3	3			6
4		4	3	3	6	4				3			2	6				4			

					3			4		3		3				4		2	4		
		8	4	4	3	3	4	4	7				3	8				3	5	4	4
	8								5						4		4				
	2					7				4	8					5	9				5
		3				6	6	3	4					8	5		5		9	9	
			4	3		3	2		7			7				6		9			4
		3	1			6			2		9	6		4	4	4					5
		4		9	9	9	9		6			9							3	2	
7	7		7	9	9	9		9	3			9	9		1					4	
					4			2	4				3			6					6

4	4	4	4	3	3	3	5	5	5	5	2	2	5	5	5	3	3	2	2	8	8
9	9	9	9	2	2	8	8	8	8	5	3	3	5	5	2	2	3	5	5	8	8
2	9	9	9	8	8	8	8	6	6	6	6	3	7	7	7	7	7	5	8	8	8
2	3	9	9	5	5	5	5	5	1	6	6	7	6	7	7	2	2	5	8	2	2
3	3	6	6	2	2	6	6	6	6	7	7	7	6	6	6	6	6	5	6	6	6
6	6	6	3	3	3	6	6	2	2	7	7	7	5	5	5	2	2	6	6	8	8
6	9	9	9	9	9	9	9	4	4	3	3	5	5	2	2	3	3	3	6	8	8
2	2	7	7	7	7	9	9	4	4	3	4	4	4	4	5	5	5	8	8	8	8
8	8	7	2	2	7	7	3	3	3	8	8	3	3	3	6	6	5	5	3	3	2
8	8	8	8	8	8	4	4	4	4	8	8	8	8	8	8	6	6	6	6	3	2

4	4	4	4	3	3	3	2	2	5	3	3	3	6	2	2	6	3	5	5	5	5
3	3	3	5	5	5	5	4	4	5	5	5	5	6	6	6	6	3	3	4	4	5
7	7	7	5	4	2	2	4	4	6	6	6	3	3	3	5	5	5	5	5	4	4
7	7	7	7	4	4	4	5	5	5	6	6	6	8	8	8	8	8	3	3	5	5
4	4	6	6	6	6	8	8	8	5	5	2	2	3	3	3	5	8	3	5	5	5
4	4	6	6	4	4	8	8	9	9	9	9	9	5	5	5	5	8	8	3	3	3
9	9	9	9	9	4	4	8	8	2	2	4	9	9	9	9	6	6	6	6	2	2
5	9	9	7	9	9	3	8	2	4	4	4	5	2	2	5	6	6	3	3	3	6
5	5	7	7	2	2	3	3	2	5	5	5	5	3	3	5	5	5	5	2	2	6
5	5	7	7	7	7	2	2	3	3	3	2	2	3	4	4	4	4	6	6	6	6

2	2	3	3	6	6	6	8	8	8	8	7	7	7	7	9	9	9	3	3	3	1
5	5	3	6	6	6	3	3	3	8	8	7	7	7	9	9	9	9	4	4	4	4
5	5	4	4	4	4	2	2	8	8	3	4	4	3	3	3	9	9	5	5	5	5
2	5	7	7	7	7	7	7	7	3	3	4	4	2	2	4	4	4	7	7	7	5
2	4	4	4	4	5	5	5	5	5	2	2	3	3	3	2	2	4	7	7	7	7
7	7	7	7	8	8	8	8	8	8	6	6	6	8	8	8	8	9	9	9	6	6
2	2	7	7	8	8	4	9	2	2	6	6	6	4	4	8	8	9	9	6	6	6
4	4	7	9	9	9	4	9	9	9	5	5	5	4	4	8	8	9	9	9	9	6
4	4	2	2	9	9	4	4	9	5	5	7	7	7	7	7	7	7	4	4	4	4
2	2	9	9	9	9	2	2	9	9	9	9	5	5	5	5	5	3	3	3	2	2

4				3							2				5				2		
9		9	9		2	8		8	8	5	3			5	2		3		5	8	
	9			8			8	6			6						7				
2		9		5			5	5			6		6				2	5	8	2	
3			6	2					6		7		6			6				6	
				3			6	2							5		2			8	
6	9						9	4		3	3	5		2				3	6	8	
	2									3			4				5			8	
	8	7	2						3			3		3				5			
									4						8				6	3	2

	4			3			2			3		3			2	6		5			
3		3		5			4					5	6				3		4		
	7		5	4	2			4	6		6	3					5				
	7						5						8					3		5	
	4	6	6								2	2	3						5		
		6				8		9					5				8	8	3		3
9			9			4			2		4										2
5			7		9		8	2				5	2			6	6			3	6
		7			2		3						3		5					2	
		7					2			3	2			4							

2			3				8			8								3			
5		3			6	3	3			8		7	7	9		9	9	4			
				4	4		2	8				4	3					5			
2	5	7					7			3	4			2				7		7	5
	4		4		5					2	2			3	2		4	7	7		
	7			8											8					6	
	2			8		4		2	2	6	6		4	4		8	9		6	6	
	4	7	9							5				4		8	9				6
4		2					4		5	5	7						7	4			4
2							2		9							5		3			2

4	4	4	4	8	8	3	3	7	7	5	5	5	5	9	9	9	9	9	9	9	2
3	3	8	8	8	7	7	3	7	7	7	7	7	5	2	2	7	7	7	9	9	2
3	4	4	8	8	8	7	7	4	4	2	2	9	9	3	3	3	7	7	7	3	3
4	4	5	2	2	7	7	7	4	4	3	3	9	9	9	2	2	4	4	7	3	5
5	5	5	5	7	4	4	4	2	2	3	7	7	7	9	9	5	4	4	3	5	5
4	4	4	4	7	2	2	4	5	5	7	7	7	7	9	9	5	5	3	3	5	5
2	2	7	7	7	4	4	6	5	5	5	2	2	3	3	3	5	5	7	7	7	7
3	3	3	7	7	4	4	6	6	4	4	4	9	9	9	7	7	7	1	7	7	7
4	4	4	4	3	3	3	4	6	4	3	3	3	9	9	7	7	7	7	5	2	2
5	5	5	5	5	4	4	4	6	6	4	4	4	4	9	9	9	9	5	5	5	5

2	2	4	2	2	6	6	6	3	2	2	9	9	9	9	9	3	3	4	4	4	4
9	9	4	4	4	6	6	6	3	3	5	9	9	9	9	6	2	3	5	5	2	2
9	9	9	9	9	9	9	5	5	5	5	6	6	6	6	6	2	4	4	5	5	5
8	8	8	6	6	6	6	6	3	3	9	4	4	4	4	9	9	4	8	8	8	8
8	8	8	8	8	2	2	6	3	9	9	9	3	3	3	9	9	4	8	8	8	8
4	4	4	4	3	3	3	9	9	9	9	9	6	6	6	9	9	9	7	7	7	7
6	6	6	6	9	9	2	2	7	7	7	7	7	6	6	6	9	9	7	7	7	5
6	6	9	9	9	9	6	6	5	3	3	3	7	7	5	5	5	5	5	2	2	5
9	9	9	6	6	6	6	5	5	4	4	4	4	3	3	3	2	2	3	3	3	5
3	3	3	4	4	4	4	5	5	3	3	3	6	6	6	6	6	6	2	2	5	5

3	3	3	9	9	9	9	9	2	2	3	3	3	5	4	4	4	4	6	6	6	6
9	9	9	9	3	3	3	7	7	7	7	2	2	5	6	6	6	6	2	2	6	6
7	7	7	7	4	4	4	4	7	7	7	5	5	5	9	9	6	6	5	5	5	5
7	7	7	5	5	5	3	3	3	9	9	9	9	9	9	9	2	2	3	3	3	5
9	9	9	9	5	5	8	8	6	6	6	6	6	6	2	2	8	8	8	8	2	2
9	3	3	3	6	6	6	8	8	8	8	8	8	5	5	5	8	4	4	8	8	8
9	9	9	9	2	2	6	6	6	4	4	2	2	5	5	2	2	4	4	7	7	7
6	6	6	6	6	6	5	5	2	2	4	4	8	8	8	8	5	2	2	7	7	7
4	4	4	4	8	8	3	5	5	5	2	2	8	8	8	8	5	5	5	2	2	7
8	8	8	8	8	8	3	3	2	2	6	6	6	6	6	6	2	2	5	3	3	3

			4		8								5	9						9	2
3							3	7				7	5		2	7		7			
		4			8		7		4		2					3			7	3	
4		5	2	2					4		3	9				2	4	4		3	
					4				2	3		7				5			3	5	
4						2	4		5	7				9				3		5	
2	2	7				4		5			2		3					7		7	
	3			7		4					4				7		7		7	7	7
4				3	3	3		6	4			3	9		7	7		7	5	2	
5				5	4								4				9				

2				2		6		3	2						9			4			
9				4		6					9	9			6	2	3	5		2	
9	9					9	5				6							4			5
			6				6	3	3	9	4					9		8			8
	8	8			2			3			9	3							8		
	4		4	3	3	3		9				6			9		9	7	7		7
			6				2	7								9					
6	6						6		3					5	5				2	2	
9			6		6			5	4						3	2		3			5
3						4		5	3						6			2			

3								2		3		3			4				6		6
9			9		3	3	7					2	5	6		6	6		2	6	
			7	4	4									9			6	5			
7						3	3		9								2	3	3	3	
			9	5									6		2						2
			3	6								8						4			8
9			9		2			6	4			2	5			2				7	7
6									2		4		8		8	5	2				
4				8	8	3	5			2									2		
8							3	2				6		6	6	2		5	3		

6	6	6	6	6	6	9	9	9	9	9	9	9	9	4	4	4	4	9	9	9	6
4	4	4	4	7	7	7	6	6	6	6	9	6	6	6	7	7	7	9	6	6	6
3	3	3	7	7	7	7	6	6	3	3	6	6	6	7	7	7	7	9	9	6	6
6	6	6	6	6	4	4	8	8	3	8	4	4	4	4	6	6	6	6	9	9	9
2	2	3	3	6	3	4	4	8	8	8	5	5	2	2	1	2	2	6	6	3	3
4	4	3	7	7	3	3	8	8	6	6	6	5	5	5	9	9	9	9	9	9	3
4	4	7	7	7	7	7	5	5	6	6	6	2	2	4	5	5	9	3	3	9	9
8	8	8	8	8	8	2	2	5	5	5	2	4	4	4	5	5	5	3	2	2	5
8	8	2	2	9	9	9	9	3	3	3	2	8	8	8	8	8	8	8	8	5	5
2	2	3	3	3	2	2	9	9	9	9	9	6	6	6	6	6	6	2	2	5	5

4	4	6	4	4	4	4	9	9	9	9	9	4	4	4	4	2	2	5	5	2	2
4	4	6	6	5	5	5	9	9	5	9	9	3	3	3	7	7	7	3	5	5	5
6	6	6	5	5	4	4	4	5	5	3	3	7	7	7	7	4	4	3	3	2	2
4	4	4	4	6	4	1	3	5	5	3	5	5	5	3	3	4	4	5	5	5	1
6	6	6	6	6	2	2	3	3	4	4	4	4	5	3	7	7	7	5	5	6	6
9	9	7	7	7	7	5	5	5	5	5	2	2	5	7	7	7	7	6	6	6	6
9	9	7	7	7	4	4	4	3	3	3	6	6	2	2	3	3	3	7	7	7	4
9	9	9	6	6	4	7	7	8	8	8	8	6	6	5	5	5	8	8	7	7	4
9	3	3	6	6	6	7	7	7	3	3	8	8	6	6	5	5	8	8	7	7	4
9	3	2	2	6	3	3	3	7	7	3	8	8	4	4	4	4	8	8	8	8	4

5	5	4	4	4	4	9	9	9	2	2	4	4	4	4	7	4	4	8	8	8	8
5	5	9	9	9	9	9	9	3	3	3	2	2	7	7	7	7	4	4	8	2	2
5	3	3	3	6	6	6	6	6	6	5	5	3	3	7	7	5	5	5	8	8	8
2	2	5	5	5	5	3	3	3	5	5	5	3	4	4	5	5	9	9	9	9	9
6	6	5	2	2	9	2	2	4	4	4	4	8	8	4	4	7	7	7	7	9	9
6	6	6	6	4	9	9	9	9	3	3	3	8	8	8	8	7	7	2	2	9	9
4	3	3	3	4	7	7	7	9	9	9	9	4	4	8	8	7	4	4	4	4	2
4	5	5	4	4	7	2	2	5	5	3	3	3	4	4	2	2	6	6	6	6	2
4	3	5	5	7	7	7	5	5	5	7	7	7	7	7	7	7	6	6	3	3	3
4	3	3	5	2	2	4	4	4	4	6	6	6	6	6	6	3	3	3	1	2	2

		6	6										9				4			9	
			4	7						6	9	6					7			6	6
		3	7	7		7	6	6		3			6	7		7		9			
					4				3		4			4	6		6	6		9	9
	2		3	6	3	4	4			8	5				1				6		
	4		7	7			8					5	5	5	9	9					3
	4	7				7		5	6			2		4		5	9		3		9
		8					2				2	4								2	5
		2		9	9			3				8	8				8				
	2		3			2									6				2	5	

					4	4	9								4	2		5			2
4	4		6					9	5	9				3			7	3			
6				5			4			3										2	2
4						1	3									4	4	5			
6								3				4		3				5	5	6	
9		7	7		7			5		5	2		5	7				6			6
		7		7			4	3			6			2	3		3			7	4
				6			7	8						5		5		8	7		
	3	3			6			7		3					5	5		8			
	3	2					3		7		8		4							8	4

5		4							2			4				4		8			
		9						3			2		7					4		2	2
	3			6							5		3					5			8
2		5				3							4	4	5				9		
6	6	5		2	9		2	4		4	4				4				7		
				4	9					3						7			2	9	9
4	3										9		4	8	8	7				4	
		5				2		5		3				4	2					6	2
	3	5		7		7	5			7			7				6		3		3
		3	5	2		4				6						3			1		

2	2	8	8	8	8	6	6	6	6	2	2	4	5	5	7	7	7	7	7	7	3
3	3	2	2	8	8	8	8	6	6	4	4	4	5	5	5	7	9	9	9	9	3
3	5	5	5	2	2	5	5	5	5	2	2	7	7	7	2	2	3	3	3	9	3
5	5	8	8	8	8	6	1	7	5	3	3	3	7	7	7	7	2	2	9	9	9
8	8	8	8	2	2	6	6	7	7	5	5	5	5	5	4	4	4	4	2	2	9
7	7	7	7	7	7	6	6	6	7	2	2	3	3	3	8	8	8	8	3	3	3
2	2	7	2	2	5	5	5	7	7	1	7	7	7	8	8	8	8	5	5	5	5
5	5	4	4	4	4	5	5	7	2	2	4	4	7	7	7	7	9	9	9	9	5
5	3	3	3	2	2	8	8	8	8	7	7	4	4	3	3	3	2	2	9	4	4
5	5	2	2	3	3	3	8	8	8	8	7	7	7	7	7	9	9	9	9	4	4

2	2	4	3	3	3	5	5	5	5	5	7	7	7	7	8	8	8	8	8	8	2
4	4	4	5	5	6	6	6	4	4	4	7	7	7	5	5	5	5	5	8	8	2
6	6	5	5	5	6	6	6	2	2	4	5	5	3	3	3	6	6	6	6	6	6
6	6	4	4	7	7	4	4	4	4	5	5	5	7	7	7	5	5	5	5	2	2
6	6	4	4	7	6	6	6	6	6	6	3	3	3	7	7	9	9	9	5	3	3
3	3	3	7	7	4	4	4	4	5	5	5	5	5	7	7	9	3	9	9	9	3
5	5	5	7	7	9	9	9	9	2	2	3	8	8	8	9	9	3	3	2	2	5
5	5	3	3	3	9	9	9	9	9	3	3	8	8	8	8	5	5	5	3	5	5
4	4	5	5	5	5	5	8	8	8	5	5	5	8	2	2	5	5	3	3	5	5
4	4	3	3	3	8	8	8	8	8	5	5	4	4	4	4	6	6	6	6	6	6

2	2	4	4	4	4	6	8	8	8	4	4	4	8	8	8	8	8	2	2	7	7
4	4	6	6	6	6	6	8	8	8	8	8	4	8	8	8	7	7	7	7	7	6
4	4	2	2	4	4	4	4	6	5	5	5	5	6	6	6	6	5	5	6	6	6
3	3	3	5	2	2	5	5	6	6	5	2	2	6	6	5	5	5	3	3	6	6
5	5	5	5	3	3	3	5	6	6	6	8	8	8	8	4	2	2	3	1	4	4
8	8	8	8	7	7	7	5	5	2	2	8	8	8	8	4	4	4	5	5	5	4
8	8	4	4	7	7	7	7	3	3	3	9	9	9	6	6	6	5	5	2	2	4
8	8	4	4	3	3	3	5	9	9	9	9	9	9	6	6	6	4	4	4	4	8
4	7	7	7	5	5	5	5	3	3	6	6	6	2	2	4	4	3	3	8	8	8
4	4	4	7	7	7	7	2	2	3	2	2	6	6	6	4	4	3	8	8	8	8

	2					6					2	4		5	7						
	3	2			8			6			4						9				3
		5	5	2		5				2			7	7	2		3		3		
		8		8		6		7	5	3					7		2				
			8	2		6	6			5				5	4			4		2	9
				7		6		6						3			8				3
2	2			2		5										8					
		4			4		5	7	2		4		7			7		9		9	5
		3			2			8		7			4	3	3			2	9		
	5		2			3								7		9		9		4	

2		4		3				5		5					8						2
4				5		6	6		4		7	7	7			5		5	8		2
				5	6				2	4			3	3	3			6			
	6	4	4			4			4		5					5				2	
			4	7	6						3				7	9			5	3	
3		3			4		4	4	5											9	
		5							2	2		8		8	9			3		2	5
	5		3	3		9			9		3	8				5			3		
	4					5	8	8	8	5		5	8	2			5	3		5	
				3				8				4								6	

2					4	6	8					4					8	2			
4				6	6						8	4			8					7	
			2		4				5			5	6			6		5	6	6	
3	3				2	5		6		5		2						3		6	6
5				3	3	3				6		8	8	8			2		1	4	4
8										2				8	4		4				
		4	4	7	7		7			3	9	9	9	6					2	2	4
		4	4		3		5					9	9		6	6	4	4		4	8
				5			5							2	4			3			
		4			7			2	3		2			6			3			8	

2	5	5	5	5	5	4	4	3	3	3	7	7	7	7	7	7	7	5	5	3	3
2	3	3	3	2	2	4	4	1	2	2	4	4	4	4	3	3	3	5	4	4	3
4	4	4	4	6	6	6	6	8	8	8	8	8	8	8	8	4	4	5	5	4	4
2	2	6	6	2	2	4	6	6	7	7	7	9	9	9	9	4	4	3	3	3	2
9	9	3	6	6	6	4	4	4	7	2	2	9	9	9	9	9	6	6	6	4	2
9	9	3	3	6	2	2	7	7	7	4	4	3	3	3	6	6	6	3	3	4	4
9	9	9	4	4	4	4	8	8	4	4	5	5	8	8	8	8	8	3	2	2	4
9	9	7	7	7	7	8	8	8	5	5	5	8	8	8	5	5	4	4	4	4	6
2	3	3	3	7	7	9	9	8	8	8	2	2	3	3	5	5	5	3	3	3	6
2	4	4	4	4	7	9	9	9	9	9	9	9	3	4	4	4	4	6	6	6	6

4	4	1	5	5	4	4	4	4	8	8	8	8	8	4	4	4	4	8	8	8	8
4	4	3	5	5	5	6	6	6	6	8	8	6	6	6	6	6	6	8	8	8	8
2	2	3	3	7	4	4	4	4	6	6	8	3	2	2	5	5	5	5	5	2	2
8	8	8	8	7	7	3	3	3	5	5	5	3	3	4	4	4	4	7	7	7	7
8	8	7	7	7	7	4	4	5	5	4	2	2	7	7	7	2	2	7	7	7	3
8	8	5	5	3	3	4	4	2	2	4	4	4	7	4	7	5	5	5	8	3	3
9	5	5	5	3	6	6	6	6	3	3	3	6	6	4	7	7	5	5	8	8	8
9	9	9	2	2	6	6	5	5	5	5	6	6	6	4	4	3	3	3	8	8	8
3	3	9	9	9	9	9	5	3	3	3	6	7	7	7	7	8	8	8	2	2	8
3	6	6	6	6	6	6	4	4	4	4	2	2	7	7	7	8	8	8	8	8	1

4	2	2	6	3	3	3	4	4	4	4	3	2	2	6	2	2	5	5	5	4	4
4	4	4	6	6	6	6	6	7	7	7	3	3	6	6	3	3	3	5	5	4	4
2	2	3	3	4	4	4	7	7	7	7	6	6	6	4	4	4	4	6	6	6	6
5	5	5	3	4	6	6	6	6	6	6	3	3	3	8	8	8	8	8	5	6	6
7	7	5	5	3	3	4	4	3	5	5	5	4	4	4	4	8	8	8	5	5	5
7	7	7	7	7	3	4	4	3	3	5	5	8	8	8	8	4	4	6	6	3	5
8	8	8	8	8	5	5	5	5	5	3	3	8	8	8	8	4	4	6	3	3	1
8	8	8	2	2	3	3	3	7	7	7	3	4	4	4	4	6	6	6	4	2	2
5	5	5	5	5	4	2	2	7	9	9	9	9	9	5	5	5	5	5	4	4	4
3	3	3	4	4	4	7	7	7	9	9	9	9	2	2	4	4	4	4	3	3	3

	5				5		4	3		3			7			7					
2	3				2			1			4			4	3		3				3
	4			6					8						8				5		4
2		6		2			6	6							9		4	3			
9	9	3				4				2		9	9			9			6	4	2
	9				2		7					3						3		4	
					4				4				8	8			8		2		4
	9	7	7		7	8		8	5		5	8				5	4			4	6
2		3		7			9			8	2				5			3			
	4			4	7			9					3	4				6			

4	4		5	5			4		8				8		4			8		8	
4	4	3	5		5	6				8		6	6		6		6			8	
	2		3			4		4						2			5		5	2	
8								3		5			3				4		7		
8		7	7				4		5	4	2						2	7			3
	8			3	3				2							5			8	3	
			5	3			6		3				6	4		7	5			8	
				2	6	6							6			3	3	3		8	
	3					9	5	3				7	7	7	7	8				2	8
						6		4			2			7					8	8	

4	2		6	3				4		4			2	6		2			5	4	
												3					3				
2			3						7		6						4	6			6
5			3	4	6					6		3					8	8	5		
7	7			3			4	3	5	5		4			4		8				
					3						5			8			4		6	3	5
8	8			8	5		5					8	8	8	8	4			3		1
	8	8		2			3				3		4			6			4		
	5			5		2		7	9			9	9	5					4	4	4
3	3	3			4	7			9					2		4			3		

8	8	3	2	2	7	5	5	4	4	3	3	3	4	4	6	6	6	4	4	2	2
8	8	3	3	7	7	5	4	4	7	7	2	2	4	4	6	6	6	4	4	5	5
8	8	7	7	7	7	5	5	7	7	3	3	3	8	8	8	8	7	7	5	5	5
8	8	2	2	4	4	2	2	7	7	7	2	2	8	8	8	8	7	7	7	7	7
3	3	3	4	4	6	6	6	3	9	9	9	3	3	3	5	5	5	5	5	2	2
9	9	9	2	2	6	6	6	3	3	9	9	2	2	9	9	9	9	9	3	3	3
9	3	3	7	7	7	5	5	5	9	9	6	6	6	6	9	9	9	9	4	4	4
9	3	4	4	7	7	7	5	5	9	9	6	6	5	5	4	4	7	7	7	7	4
9	9	4	4	7	6	6	6	6	3	3	3	5	5	5	3	4	4	2	2	7	7
9	9	3	3	3	6	6	5	5	5	5	5	2	2	3	3	2	2	3	3	3	7

3	3	3	8	8	8	7	7	7	7	7	7	7	2	2	8	8	3	5	5	5	2
6	6	8	8	8	8	8	4	4	4	4	3	3	8	8	8	8	3	3	5	5	2
6	6	6	9	5	5	5	5	5	2	2	3	4	4	8	9	9	9	9	9	9	9
6	5	5	9	9	4	4	4	4	5	5	5	4	4	8	9	9	2	2	3	3	8
5	5	5	9	9	9	9	9	9	2	2	5	5	2	2	1	3	4	4	3	8	8
6	6	6	6	3	3	6	2	2	3	3	3	8	8	8	8	3	3	4	4	8	8
6	6	4	4	3	6	6	6	6	2	2	8	8	8	8	2	2	4	8	8	8	1
3	3	3	4	4	6	7	7	7	7	5	6	6	6	6	6	6	4	4	4	2	2
9	9	9	9	9	8	7	7	7	5	5	5	5	4	4	4	5	5	5	3	3	3
1	9	9	9	9	8	8	8	8	8	8	8	3	3	3	4	5	5	4	4	4	4

4	4	4	4	3	3	4	4	4	4	2	2	4	4	2	2	8	8	8	8	5	5
8	8	8	8	3	2	2	7	7	7	7	7	4	4	6	6	8	8	8	5	5	5
8	5	5	5	5	5	4	4	7	7	8	8	8	8	6	6	8	2	2	3	3	3
8	2	2	3	3	3	4	4	3	3	3	8	8	8	8	6	6	4	4	4	4	6
8	3	4	4	1	6	6	6	6	6	6	4	4	4	4	8	8	8	6	6	6	6
8	3	3	4	4	1	3	3	3	7	7	2	2	8	8	8	8	8	7	7	6	7
5	5	5	5	5	2	2	9	9	7	7	7	6	6	6	6	6	6	7	7	7	7
7	7	7	7	7	7	7	9	9	7	7	2	4	4	8	8	3	3	3	5	5	5
8	8	8	8	2	2	9	9	9	9	9	2	3	4	8	8	2	2	5	5	4	4
8	8	8	8	3	3	3	4	4	4	4	3	3	4	8	8	8	8	2	2	4	4

			2				5		4			3	4	4	6		6			2	
	8		3	7	7		4			7	2	2	4				6		4	5	
		7	7		7					3			8		8	8			5		5
	8		2			2	2	7			2		8	8		8					7
		3		4		6		3	9				3		5		5		5		2
9				2	6		6						2								3
	3	3		7					9					6	9		9				
		4	4			7	5	5	9	9	6	6		5	4		7				4
			4					6			3				3		4	2			
				3							5	2	2				2	3			7

		3	8			7								2	8	8	3				
	6				8		4		4		3		8			8		3		5	2
	6			5		5		5	2			4	4		9						9
6	5				4			4	5							9	2				8
5		5	9						2		5	5			1		4		3	8	
			6					2	3			8			8				4	8	8
				3				6	2		8		8	8	2		4	8	8		
3		3		4	6	7			7							6			4	2	
9	9	9	9	9	8			7				5	4				5	5		3	
	9	9	9	9							8		3		4						4

4				3			4		4	2		4		2							
						2		7						6	6		8	8	5		5
	5				5					8	8	8	8	6		8		2	3		
		2	3		3	4	4	3	3		8					6	4			4	6
	3	4					6			6	4	4					8				
8			4	4	1			3	7			2	8			8			7	6	7
5				5				9	7			6			6						
7	7					7	9	9	7	7		4				3		3			
					2	9			9		2	3	4		8	2		5		4	
		8				3	4						4						2	4	

8	8	4	4	7	7	3	3	3	6	8	8	8	8	8	8	8	2	2	4	4	2
8	8	4	4	7	7	7	7	2	6	6	6	6	6	8	7	7	7	7	4	4	2
8	8	8	8	6	6	6	7	2	4	4	4	4	2	2	7	7	7	5	5	5	3
2	2	6	3	3	3	6	6	6	3	3	3	6	6	6	1	2	2	5	5	3	3
3	3	6	6	6	9	9	9	9	9	6	6	6	8	8	3	3	3	6	6	2	2
3	4	4	6	6	4	4	4	4	9	9	9	9	8	8	4	4	4	4	6	6	6
5	4	4	9	9	9	9	5	5	5	5	5	8	8	8	8	3	3	3	2	2	6
5	5	5	9	9	3	3	7	7	7	7	7	7	9	9	9	9	2	2	3	3	3
4	4	5	9	9	9	3	2	2	3	4	4	7	5	5	5	9	9	9	9	9	2
4	4	2	2	4	4	4	4	3	3	4	4	5	5	7	7	7	7	7	7	7	2

5	5	3	4	4	4	4	7	7	7	5	5	5	8	9	9	4	4	4	4	2	2
5	5	3	3	7	7	7	7	4	4	5	5	8	8	8	9	5	5	5	5	5	3
5	9	9	9	9	5	5	5	4	4	8	8	8	8	9	9	9	9	4	4	4	3
9	9	9	9	9	5	5	6	6	6	2	2	4	4	4	4	9	9	4	2	2	3
5	5	5	5	5	6	6	6	4	4	4	4	1	8	8	8	8	7	7	7	7	1
6	6	6	2	2	5	5	5	5	1	3	3	3	8	8	8	8	7	7	7	6	6
6	6	6	3	3	5	4	4	2	2	5	5	2	2	6	6	6	6	4	4	6	6
4	4	9	9	3	4	4	8	8	8	8	5	5	5	2	2	6	6	4	4	6	6
4	4	9	9	9	3	3	3	8	8	8	8	9	9	5	5	5	5	5	1	2	2
2	2	9	9	9	9	4	4	4	4	2	2	9	9	9	9	9	9	9	3	3	3

8	8	8	8	7	7	7	7	7	7	7	5	5	5	5	8	8	5	5	5	5	5
8	8	3	3	3	2	2	4	4	4	4	3	3	3	5	8	8	2	2	3	3	3
8	8	2	2	6	6	5	5	5	5	5	1	8	8	8	8	4	4	4	2	2	5
3	6	6	6	6	5	3	3	3	9	9	9	9	3	3	3	4	3	3	3	5	5
3	3	9	9	9	5	5	5	5	9	9	9	9	9	6	6	6	6	6	6	5	5
5	5	3	3	9	9	9	4	4	7	7	7	7	4	4	3	2	2	3	3	3	4
5	5	3	4	4	9	9	9	4	4	7	7	7	4	4	3	3	6	6	4	4	4
5	3	4	4	7	7	6	3	3	3	9	9	9	9	9	9	9	9	6	6	6	6
3	3	2	2	7	6	6	6	6	6	8	8	8	8	9	8	8	8	8	8	8	8
4	4	4	4	7	7	7	7	8	8	8	8	3	3	3	6	6	6	6	6	6	8

	8		4	7	7			3	6			8						2	4		2
	8	4				7		2			6	6	6		7	7		7			2
8			8	6								4		2						5	
2		6		3							3			6	1	2	2		5	3	
		6		6		9					6	6	8	8							2
3			6		4			4	9			9	8	8	4	4		4	6		6
	4	4	9				5		5		5	8			8	3			2		
		5	9		3		7											2		3	
4			9		9	3	2		3	4	4				5					9	
	4	2				4														7	2

			4			4								9	9	4					2
	5	3	3		7			4		5	5	8	8			5					
5					5					8			8	9		9					
9		9	9	9	5	5			6		2				4	9	9	4	2	2	
5							6	4		4	4			8	8	8					1
6			2				5			3		3	8	8	8	8		7	7	6	
6		6	3		5		4	2	2	5		2								6	6
4				3					8		5			2		6	6	4		6	6
4	4	9					3					9		5					1		
2								4	4	2	2					9			3		3

			8					7			5				8	8	5				
	8	3			2		4			4	3		3			8	2		3		
		2	2		6	5				5		8				4			2		
	6		6			3			9	9		9	3		3		3				
	3	9						5	9	9	9		9			6				5	
		3	3			9		4	7			7			3		2			3	4
			4				9				7	7		4	3	3	6		4	4	4
5					7	6		3									9		6		
	3	2	2						6	8	8		8		8		8			8	
4							7			8				3			6				8

2	2	8	8	8	8	8	8	3	3	3	9	9	9	9	9	9	9	9	9	2	2
4	4	4	4	8	8	6	6	6	6	6	6	2	2	4	4	4	4	1	6	4	4
8	8	3	3	3	5	5	5	5	5	2	2	5	5	5	6	6	6	6	6	4	4
8	8	8	8	8	8	6	6	6	6	3	3	2	5	5	7	7	7	7	7	7	7
5	4	4	2	5	5	5	5	5	6	6	3	2	3	3	3	5	5	5	5	4	4
5	4	4	2	4	4	8	4	4	4	4	5	5	5	9	9	8	2	2	5	4	4
5	3	3	3	4	4	8	8	8	3	5	9	5	5	9	9	8	8	8	8	8	8
5	5	6	6	6	8	8	8	3	3	5	9	9	9	9	2	2	7	7	5	5	8
2	4	4	4	6	4	4	8	2	2	5	5	5	2	2	4	4	4	7	7	5	5
2	4	2	2	6	6	4	4	7	7	7	7	7	7	7	2	2	4	7	7	7	5

2	2	1	3	3	3	4	4	3	4	4	4	4	5	5	5	5	4	4	6	6	6
3	3	3	7	2	2	4	4	3	3	5	5	5	3	3	3	5	4	4	6	6	6
6	7	7	7	7	7	2	2	8	8	8	5	5	2	2	9	9	9	9	9	9	9
6	7	4	4	4	3	3	3	4	4	8	8	8	8	3	3	7	7	7	7	9	9
6	6	4	5	5	2	2	4	4	3	3	8	2	2	3	4	4	4	4	7	7	7
6	6	5	5	5	9	9	2	2	3	9	9	3	5	5	5	3	3	3	4	4	8
7	7	7	7	7	7	9	9	9	9	9	3	3	2	2	5	5	2	2	4	4	8
5	5	5	5	5	7	2	2	3	3	3	6	6	6	6	2	2	6	6	6	8	8
4	4	4	1	6	6	6	6	6	6	8	6	6	5	5	5	5	6	6	6	8	8
4	3	3	3	8	8	8	8	8	8	8	3	3	3	5	2	2	3	3	3	8	8

2	2	8	8	8	8	8	3	5	5	5	5	6	6	5	5	5	7	4	4	4	4
4	4	8	8	8	2	2	3	3	5	6	6	6	6	7	5	5	7	6	6	6	6
4	4	6	6	4	4	4	4	7	7	7	7	4	4	7	7	7	7	6	6	2	2
6	6	6	6	7	7	3	3	3	7	7	7	4	4	2	2	6	6	2	2	5	5
2	2	5	5	7	7	7	8	8	8	8	2	2	3	1	7	6	6	6	6	5	5
3	3	5	5	5	7	7	6	6	8	8	8	8	3	3	7	5	5	5	2	2	5
3	2	2	9	9	9	9	9	6	6	3	3	3	2	2	7	7	5	5	3	3	3
4	4	8	8	9	9	7	9	9	6	6	8	8	8	8	7	7	4	4	4	4	1
4	4	8	8	2	2	7	7	7	7	8	8	8	8	5	7	6	6	6	6	6	6
8	8	8	8	5	5	5	5	5	7	7	5	5	5	5	4	4	4	4	3	3	3

2		8					8			3	9								9	2	
4					8		6				6		2	4					6	4	
		3	3	3		5	5	5	5	2			5		6			6	6	4	
		8								3		2		5						7	
								5	6	6				3						4	
	4	4	2		4		4	4						9	9			2	5	4	
5			3	4	4						9	5		9	9						8
	5				8			3		5		9		9	2		7		5		8
	4		4		4		8	2	2				2		4						
2		2			6					7					2					7	5

		1				4					4					5	4				
3	3		7	2		4			3		5		3		3		4	4	6		
			7	7	7	2			8		5	5		2	9						9
6	7		4		3				4				8		3	7					
	6		5	5	2	2			3		8	2			4						7
	6	5						2		9	9		5			3				4	8
		7	7			9						3	2				2				
5				5	7		2	3							2				6		
					6				6		6	6	5				6	6	6		
4	3			8							3					2		3			

2	2				8		3	5			5	6	6			5	7				4
		8	8	8	2									7							6
4					4	4		7			7	4	4		7						2
6					7	3						4					6		2	5	5
	2	5				7	8			8	2			1		6		6		5	
				5	7	7		6	8		8					5	5	5	2	2	
3	2					9	9			3		3	2	2			5				
	4		8		9			9						8		7	4			4	1
4	4				2			7			8		8	5	7	6					
						5		5			5				4				3		

4	4	8	8	8	8	6	6	5	5	5	5	5	2	2	6	6	6	8	8	8	8
4	4	8	8	8	8	6	6	6	6	8	2	2	3	3	3	6	6	6	8	8	8
7	7	7	7	7	3	9	9	9	9	8	8	8	8	8	8	8	4	4	2	2	8
7	7	5	5	5	3	3	9	9	9	9	9	5	5	2	2	4	4	6	6	6	6
2	2	5	5	6	6	4	2	2	3	3	3	5	5	5	3	3	3	6	6	2	2
3	3	6	6	6	6	4	4	4	2	2	4	4	4	4	2	2	9	9	9	9	9
8	3	2	2	7	7	7	2	2	6	6	6	6	6	6	3	3	3	4	4	9	9
8	7	7	7	7	4	4	4	4	3	5	5	5	5	5	2	2	4	4	9	9	4
8	8	8	8	8	8	6	6	3	3	2	2	7	7	7	3	3	5	5	4	4	4
4	4	4	4	6	6	6	6	4	4	4	4	7	7	7	7	3	5	5	5	2	2

2	2	5	5	7	7	7	7	2	2	8	8	8	8	8	8	3	3	3	8	8	8
3	3	5	7	7	7	6	6	3	3	3	8	8	9	9	9	9	9	9	2	2	8
3	5	5	4	4	4	6	2	2	6	6	6	6	9	4	4	4	2	2	5	8	8
2	2	3	3	3	4	6	6	6	2	2	6	6	9	9	4	5	5	5	5	8	8
3	4	4	2	2	1	8	8	7	7	7	7	7	5	5	5	6	6	6	4	4	3
3	3	4	4	8	8	6	8	8	8	8	7	7	5	5	6	6	6	4	4	3	3
8	8	8	8	8	8	6	6	6	8	8	6	6	6	4	7	7	3	3	3	2	2
2	2	5	5	5	7	7	7	6	6	2	2	6	6	4	7	7	5	5	5	5	5
4	4	3	3	5	5	7	7	5	5	5	5	5	6	4	4	7	3	3	7	7	7
4	4	3	4	4	4	4	7	7	4	4	4	4	2	2	7	7	3	7	7	7	7

8	8	2	2	9	9	9	9	9	9	9	4	4	4	4	8	8	8	8	3	3	3
8	8	3	3	3	9	9	5	5	5	5	5	2	2	8	8	8	8	4	4	4	4
8	8	8	8	5	5	3	3	4	4	8	8	8	5	5	5	5	5	7	7	7	2
6	6	6	5	5	5	3	1	4	4	8	8	8	8	8	2	2	7	7	7	7	2
6	6	6	3	3	3	2	2	7	7	7	7	7	7	7	6	6	5	5	5	4	4
5	5	5	5	4	4	8	8	8	5	5	4	4	4	4	6	5	5	8	8	3	4
3	4	4	5	4	4	8	8	8	8	5	5	5	6	6	6	9	8	8	3	3	4
3	3	4	4	7	7	3	3	3	8	9	9	9	9	9	9	9	9	8	8	8	8
4	4	3	3	3	7	7	7	7	7	2	2	4	5	5	5	5	5	6	6	6	6
4	4	2	2	4	4	4	4	2	2	4	4	4	1	4	4	4	4	6	6	2	2

	4			8		6		5					2				6	8			
	4	8				6				8	2		3								
		7		7	3	9		9			8						4	4	2	2	8
7				5			9				9	5		2							
2			5	6		4	2				3				3		3		6	2	
3								4	2		4		4	4	2		9		9		
	3	2	2					2	6							3			4	9	
8	7							4	3	5					2						
					8		6				2	7	7	7	3		5		4	4	4
	4										4			7						2	

	2		5	7	7			2							8	3					
	3						6			3						9		9		2	
			4		4			2		6		6		4	4			2	5	8	
	2	3		3				6		2	6			9					5		
3	4				1			7		7								6		4	
		4	4								7	7	5	5	6						3
8					8				8	8			6	4			3		3		2
	2						7		6		2				7						5
	4		3		5							5			4					7	
						4		7				4		2	7		3	7			7

			2	9					9					4				8	3		
			3		9		5			5			2			8	8		4		
8			8	5	5				4	8	8	8	5				5	7	7	7	2
6	6		5				1			8			8		2		7		7		
			3				2	7	7					7	6	6	5				
5				4		8	8					4					5				
			5		4	8	8	8				5	6	6		9	8		3	3	4
3	3		4				3		8								9				8
	4	3			7			7			2	4					5				6
		2			4			2									4				2

2	2	6	6	6	6	9	9	4	4	4	2	2	1	2	2	5	5	5	2	2	7
4	4	5	5	6	6	9	9	4	7	7	7	6	6	8	8	8	8	5	5	7	7
4	4	5	3	3	3	9	9	7	7	7	7	6	6	3	3	8	8	8	8	7	7
8	8	5	5	2	2	9	9	9	5	5	5	5	6	6	3	5	5	3	3	7	7
8	8	8	8	8	8	7	7	7	5	2	2	1	4	4	5	5	5	3	7	2	2
2	2	4	7	7	7	7	5	6	6	3	3	3	9	4	4	6	6	6	7	7	7
4	4	4	6	6	6	6	5	3	6	6	5	5	9	9	9	6	6	6	7	7	7
3	3	3	6	6	5	5	5	3	3	6	5	5	5	2	9	9	5	5	5	5	5
2	2	9	9	9	9	9	9	2	2	6	8	8	8	2	9	9	9	4	2	2	1
3	3	3	2	2	9	9	9	3	3	3	8	8	8	8	8	4	4	4	3	3	3

6	6	6	6	6	6	4	6	6	7	7	7	5	5	5	5	5	9	9	9	9	9
9	9	9	9	4	4	4	6	6	6	6	7	7	7	7	6	6	9	9	9	9	4
9	9	5	5	5	5	5	4	4	4	3	3	5	2	2	6	6	6	6	4	4	4
9	9	9	4	4	4	4	2	2	4	3	5	5	4	4	4	4	2	2	5	5	5
8	8	5	5	5	3	3	3	8	8	5	5	3	8	8	8	8	8	8	8	5	5
8	8	7	5	5	4	4	4	4	8	8	3	3	8	5	5	5	7	7	7	7	7
8	8	7	7	7	7	7	5	5	8	8	8	8	7	7	7	5	5	2	2	7	7
8	8	3	4	4	7	3	5	5	5	4	4	3	5	5	7	7	9	9	3	3	3
2	2	3	3	4	4	3	3	8	4	4	3	3	5	5	7	7	9	9	9	9	9
6	6	6	6	6	6	8	8	8	8	8	8	8	5	4	4	4	4	9	9	2	2

9	9	9	9	2	2	8	8	8	8	2	3	2	2	3	3	3	5	5	5	5	5
9	9	9	3	3	3	8	8	8	8	2	3	3	4	4	4	4	2	2	3	3	3
7	7	9	9	5	5	5	5	5	6	6	6	6	6	2	2	8	8	8	8	4	4
7	7	4	4	4	4	2	3	3	6	9	9	5	4	4	5	8	8	8	8	4	4
7	7	7	2	2	1	2	3	9	9	9	5	5	4	4	5	5	3	3	3	2	2
4	4	4	4	3	9	9	9	9	3	5	5	3	3	3	5	5	2	2	9	4	4
6	6	6	6	3	3	6	6	3	3	4	4	9	9	9	9	9	9	9	9	4	4
3	3	3	6	6	5	6	6	6	6	4	4	3	3	3	6	6	6	5	5	5	5
8	8	8	5	5	5	5	8	8	8	8	8	8	5	5	6	6	6	3	4	4	5
8	8	8	8	8	2	2	4	4	4	4	8	8	5	5	5	2	2	3	3	4	4

2		6			6			4					1			5			2		7
4			5		6			4	7			6		8			8	5			
4			3		3	9		7		7	7	6			3	8			8		7
8	8				2									6			5	3		7	
				8	8		7	7	5	2	2	1				5	5		7	2	2
2	2		7					6							4	6		6			
4				6	6		5		6		5	5									
	3		6		5		5	3			5		5			9	5	5		5	5
2	2							2		6			8	2	9		9				1
		3		2	9			3							8	4			3	3	

				6	6				7				5								
			9	4					6		7			7	6			9			4
				5	5		4			3				2				6	4	4	
9						4	2			3			4			4	2				5
8		5		5	3	3			8	5								8		5	
		7			4	4					3		8		5		7	7	7		
		7			7		5	5		8			7			5		2			
		3	4				5		5	4		3	5			7		9	3		3
2	2				4	3		8			3				7	7					
		6				8								4						2	2

					2	8							2	3		3				5	
			3		3	8	8		8	2		3			4		2	2	3		
7	7	9			5				6				6	2					8	4	4
	7	4		4	4	2			6		9	5				8	8	8			4
7		7				2	3				5			4		5	3			2	
	4		4	3		9			3					3	5	5	2			4	
		6			3	6	6	3			4		9	9	9				9	4	4
3		3			5	6	6		6	4	4	3		3			6				
			5	5				8							6						5
	8				2		4			4		8	5			2	2		3		4

8	8	8	8	8	8	8	8	6	6	6	7	7	6	6	6	2	2	6	6	6	6
2	2	5	5	5	2	2	6	6	6	7	7	7	6	6	6	4	4	4	4	6	6
6	6	6	5	5	4	4	2	2	7	7	4	4	4	4	7	7	7	5	5	5	2
5	5	6	6	6	4	4	3	3	3	5	5	5	2	2	7	7	7	7	5	5	2
5	5	5	7	7	7	7	7	7	7	5	5	3	3	3	5	5	4	4	4	4	1
4	4	4	4	2	4	9	9	9	9	4	4	4	4	5	5	5	7	7	7	2	2
8	8	8	8	2	4	4	9	9	9	7	7	7	7	6	6	6	6	7	7	7	7
3	3	8	8	8	8	4	9	9	5	5	7	7	6	6	2	2	5	5	5	2	2
3	5	5	7	7	7	7	7	7	5	5	5	7	5	5	6	6	6	5	5	3	3
5	5	5	7	9	9	9	9	9	9	9	9	9	5	5	5	6	6	6	2	2	3

4	4	2	2	4	4	4	4	6	6	6	6	6	6	4	4	4	4	3	3	3	1
4	4	6	6	6	6	6	6	9	9	9	9	9	5	5	5	5	3	5	5	5	2
2	2	8	8	8	8	8	8	8	8	9	9	9	9	2	2	5	3	3	5	5	2
4	4	3	1	7	7	7	7	3	3	3	5	5	5	5	5	8	2	2	4	4	4
4	4	3	3	7	7	7	9	9	9	9	9	9	9	9	9	8	8	8	2	2	4
2	6	2	2	5	5	5	7	7	7	7	7	5	5	5	5	5	8	8	6	6	6
2	6	6	5	5	2	2	8	8	8	7	7	6	6	6	4	4	4	8	8	6	6
8	8	6	6	6	3	3	8	8	8	8	8	6	6	6	4	6	6	6	4	4	6
8	8	8	5	5	3	6	6	6	6	6	6	1	2	2	6	6	6	5	5	4	4
8	8	8	5	5	5	2	2	4	4	4	4	3	3	3	2	2	5	5	5	2	2

7	7	8	8	8	5	2	2	4	2	2	3	4	4	3	3	3	4	4	3	3	5
7	7	8	8	8	5	5	5	4	4	4	3	3	4	4	7	7	4	4	3	5	5
7	7	7	8	8	2	2	5	2	2	5	5	5	5	7	7	8	8	8	8	5	5
3	3	3	7	7	7	4	4	4	4	5	4	4	7	7	8	8	8	8	3	3	3
7	7	7	7	9	9	3	3	3	6	6	6	4	4	7	5	5	5	5	6	6	6
3	3	3	5	6	9	9	9	9	9	6	6	5	5	5	3	5	2	2	6	6	6
5	5	5	5	6	6	6	6	9	9	6	5	5	2	2	3	3	7	7	7	7	7
8	8	8	8	4	4	6	5	5	7	7	4	4	4	4	2	2	7	7	3	3	3
8	2	2	4	4	5	5	5	8	8	7	7	7	7	7	5	3	3	3	1	2	2
8	8	8	2	2	4	4	4	4	8	8	8	8	8	8	5	5	5	5	3	3	3

8							8		6			7					2	6			
2		5				2			6			7	6			4		4		6	
6			5				2		7				4		7			5		5	
	5			6	4		3					5	2	2				7	5	5	
		5	7						7		5	3			5	5	4				1
			4	2	4	9	9				4						7		7		
			8				9		9	7			7	6			6	7	7	7	7
	3	8			8		9	9			7		6		2	2			5	2	
3		5		7							5	7		5	6			5			
				9								9						6	2		3

			2		4			6					6				4			3	1
4	4	6				6	6		9							5	3	5		5	
2		8							8	9				2	2			3	5	5	
4		3			7		7			3	5	5	5			8	2		4		
		3	3	7	7	7	9			9				9	9				2	2	
			2			5			7							5					
2						2	8	8	8		7		6	6			4	8	8	6	6
				6		3		8			8		6	6	4			6	4		
	8	8	5				6		6		6			2				5			
		8					2	4						3	2					2	

	7				5	2		4	2			4		3				4		3	5
	7				5						3									5	
7		7		8	2				2		5					8	8		8		
3	3			7		4					4		7		8						3
				9			3				6		4	7	5			5		6	6
3				6	9				9	6				5				2			
5			5						9		5	5		2		3				7	7
			8		4	6	5							4		2					3
8		2		4		5								7				3	1		
				2	4	4								8				5	3		3

2	2	8	8	8	8	8	8	2	3	8	8	8	8	8	8	8	3	3	3	6	6
4	4	4	4	8	8	5	5	2	3	3	5	5	5	5	5	8	4	4	6	6	6
2	2	7	7	7	7	5	5	5	7	7	7	7	7	7	7	4	4	9	9	9	6
7	7	7	6	6	1	4	4	3	4	4	4	4	2	2	8	8	8	9	9	9	9
2	2	6	6	6	6	4	4	3	3	5	5	5	8	8	8	8	8	9	9	8	8
3	3	3	7	7	7	7	7	7	7	5	5	3	2	2	5	5	5	5	5	8	8
8	8	8	6	6	6	9	9	6	6	6	6	3	3	9	9	9	9	9	9	8	8
8	8	8	6	6	6	9	9	6	6	4	4	4	4	9	7	7	7	7	5	8	8
8	8	7	7	7	7	9	9	9	7	7	7	7	9	9	4	7	7	7	5	5	5
7	7	7	5	5	5	5	5	9	9	7	7	7	2	2	4	4	4	3	3	3	5

4	4	6	4	4	4	4	5	5	5	4	4	1	2	2	3	3	3	5	4	4	3
4	3	6	6	6	6	6	5	5	3	4	4	3	3	3	5	5	5	5	4	3	3
4	3	3	8	8	3	3	3	4	3	3	5	5	5	7	7	7	2	2	4	8	8
8	8	8	8	8	8	2	2	4	4	4	5	5	7	7	7	7	3	3	3	8	8
2	2	6	6	2	2	4	4	6	6	6	6	9	9	9	9	6	6	6	6	8	8
6	6	6	3	3	3	4	4	6	6	3	3	3	9	2	2	6	2	2	6	8	8
6	8	8	8	8	7	7	3	3	3	5	5	5	9	9	9	9	8	8	8	5	5
8	8	8	8	2	2	7	7	7	7	7	5	5	4	4	4	4	8	8	8	5	5
2	2	4	3	3	3	6	6	6	6	6	2	2	5	5	5	5	8	8	3	3	5
4	4	4	5	5	5	5	5	6	2	2	1	4	4	4	4	5	2	2	3	2	2

4	4	5	9	9	9	9	9	9	9	9	6	6	8	8	8	8	8	8	3	8	8
4	4	5	5	5	5	9	5	3	3	3	6	6	3	8	8	2	2	3	3	8	8
9	9	9	9	3	3	3	5	5	5	5	6	6	3	3	9	9	9	8	8	8	8
9	9	9	9	9	4	4	4	4	8	8	8	5	5	5	9	9	9	6	6	6	6
2	2	7	7	7	6	7	7	7	8	8	8	8	5	5	9	2	2	6	6	3	3
7	7	7	7	6	6	6	6	7	7	8	4	4	4	4	9	9	8	8	8	3	5
8	8	8	8	6	3	3	3	7	7	9	9	3	3	3	8	8	8	8	8	5	5
8	8	2	2	9	9	9	9	9	9	9	2	2	5	5	5	1	3	3	3	5	5
8	8	4	4	4	5	5	5	5	6	6	3	3	3	6	5	5	2	2	4	2	2
2	2	4	2	2	5	6	6	6	6	4	4	4	4	6	6	6	6	6	4	4	4

2		8						2	3		8						3				
		4			8	5				3	5										
2					7				7						7		4	9		9	6
7			6	6		4	4	3	4				2			8	8	9			9
2		6		6	6	4	4			5			8								8
3		3	7									3		2	5				5		
		8	6	6			9	6			6	3	3		9		9	9			
		8			6	9		6	6	4			4				7		5		
8	8				7			9	7				9		4				5	5	
		7	5				5				7	7		2	4		4			3	5

	4	6		4						4		1	2	2	3					4	
	3	6				6	5		3	4					5			5			3
					3			4			5		5	7	7			2	4		8
	8			8		2					5	5	7		7				3		
	2	6	6		2		4				6				9						
	6				3		4			3		3			2			2	6	8	
	8	8		8					3	5		5	9					8	8	5	5
8					2				7		5	5	4							5	
2			3		3	6			6	6			5	5			8				5
4					5			6			1				4	5	2		3		2

			9	9		9				9			8					8	3	8	
4	4		5			9				3		6	3	8			2			8	
			9	3	3		5			5							9				8
				9	4						8	5						6			6
2	2			7	6	7				8			5		9	2	2		6	3	
			7				6		7		4						8	8	8	3	
			8	6			3	7	7		9	3			8			8	8	5	
		2	2								2					1				5	5
8		4					5			6	3					5	2	2		2	
2			2			6		6		4						6				4	

2	4	4	4	4	2	2	4	4	4	4	3	1	9	3	3	3	5	5	5	5	5
2	6	6	6	6	7	7	7	7	2	2	3	3	9	9	2	2	8	8	8	8	8
6	6	4	4	4	4	2	2	7	4	4	9	9	9	9	9	9	2	2	8	8	8
2	2	6	6	6	6	5	5	7	7	4	4	6	6	4	4	4	4	5	5	5	5
8	8	8	6	6	4	4	5	5	5	6	6	6	6	5	5	2	2	5	7	7	7
8	8	8	5	4	4	3	3	3	4	4	4	4	5	5	5	3	3	3	2	2	7
8	8	5	5	5	5	1	2	2	5	5	5	5	2	2	4	4	2	2	7	7	7
7	7	7	4	4	4	4	8	8	8	5	3	3	3	4	4	3	3	3	4	2	2
7	7	7	7	3	3	3	8	8	8	8	8	5	5	5	5	5	2	2	4	4	4
4	4	4	4	2	2	4	4	4	4	3	3	3	4	4	4	4	3	3	3	2	2

2	2	6	6	6	9	8	8	8	8	8	6	5	5	5	5	5	1	2	2	3	1
8	8	8	8	6	9	9	9	8	8	8	6	6	4	4	3	3	3	6	4	3	3
8	8	2	2	6	6	9	9	9	9	6	6	8	8	4	4	6	6	6	4	2	2
8	6	6	6	4	4	3	3	3	9	6	8	8	8	8	8	8	6	6	4	4	7
8	6	8	8	4	4	5	5	5	5	5	7	7	5	2	2	3	3	7	7	7	7
6	6	8	8	7	7	4	4	4	4	1	7	5	5	9	9	9	3	7	7	2	2
8	8	8	7	7	7	7	2	2	1	7	7	5	5	9	9	9	6	6	6	6	6
6	6	8	7	9	9	9	3	3	3	7	7	6	6	6	6	9	9	9	6	4	4
6	6	6	6	9	9	9	5	5	5	5	5	6	6	4	4	4	8	8	8	4	4
4	4	4	4	9	9	9	4	4	4	4	2	2	3	3	3	4	8	8	8	8	8

8	8	8	8	8	8	8	8	5	5	5	5	5	7	7	8	8	8	8	8	8	8
7	7	7	7	3	5	5	5	4	4	8	8	3	3	7	7	3	5	5	5	3	8
7	7	7	3	3	5	5	4	4	8	8	8	8	3	7	7	3	3	5	5	3	3
4	4	4	4	2	2	3	3	3	8	8	6	6	4	4	7	2	2	9	9	9	9
7	7	7	5	5	5	2	2	1	5	5	6	6	4	4	5	5	5	5	5	9	9
7	4	4	5	5	4	9	4	4	5	5	6	6	2	2	7	7	7	7	7	9	9
7	4	4	2	4	4	9	9	4	5	3	3	3	6	6	7	7	4	4	4	4	9
7	7	3	2	4	1	9	9	4	7	7	7	7	6	9	9	9	9	9	3	3	3
2	2	3	3	8	8	9	9	7	7	7	6	6	6	4	9	9	5	5	5	5	5
1	8	8	8	8	8	8	9	9	3	3	3	4	4	4	9	9	3	3	3	2	2

2				4		2	4					1				3	5				
				6	7				2				9			2	8			8	
6		4		4		2					9	9	9			9	2				8
	2	6				5			7		4	6		4			4				5
	8				4	4			5					5			2				
	8		5	4								4	5				3		2	2	
8		5				1	2	2		5	5	5		2				2	7		
7			4						8		3		3	4			3		4	2	
7	7	7		3	3						8			5			2				
	4				2	4			4	3			4		4		3			2	

	2		6		9						6	5							2		1
	8		8			9	9		8			6		4	3						
	8	2							9	6		8	8			6	6			2	
				4		3		3		6					8			6		4	7
8	6	8			4	5						7			2	3	3	7			7
		8	8		7	4		4	4				5	9	9	9			7	2	
8	8			7		7			1	7	7			9		9		6		6	6
		8	7				3	3		7	7	6		6				9	6		
6					9	9	5				5			4		4					4
4						9		4			2				3	4					8

8		8							5					7				8			
					5	5			4	8	8		3		7	3	5				8
	7	7	3		5		4	4	8			8	3				3		5	3	
			4		2				8	8			4	4		2					9
7		7				2		1			6		4				5	5	5	9	9
7		4	5		4	9		4	5		6	6	2			7			7		
7			2	4			9					3	6			7		4		4	
7	7			4			9					7		9				9	3		
			3	8		9					6				9		5			5	5
1		8				8	9	9	3		3	4			9		3	3			2

5	6	6	6	6	8	8	8	8	8	8	7	7	7	7	4	4	4	4	7	7	7
5	5	5	5	6	6	8	8	2	2	7	7	7	6	6	6	3	3	7	7	7	7
7	7	7	7	7	7	5	5	4	4	2	2	5	5	5	6	6	3	4	4	4	4
9	9	9	7	5	5	5	4	4	7	7	7	5	5	7	7	6	5	5	3	3	3
9	9	9	9	9	9	3	3	3	7	7	8	8	7	7	9	9	5	5	5	4	4
6	6	6	6	5	5	6	6	6	7	7	8	8	7	7	7	9	9	9	9	4	4
4	6	6	3	5	5	6	6	6	5	5	5	8	8	8	8	7	9	9	9	2	2
4	4	4	3	3	5	3	3	3	5	5	3	7	7	2	2	7	7	7	7	7	7
2	2	8	8	8	8	8	8	8	8	3	3	7	7	7	5	5	5	5	5	2	2
4	4	4	4	6	6	6	6	6	6	4	4	4	4	7	7	6	6	6	6	6	6

2	2	6	6	6	6	6	6	2	2	4	4	4	4	2	2	4	6	6	4	2	2
3	3	3	2	2	4	3	3	3	5	5	5	5	5	4	4	4	6	6	4	4	4
5	5	5	5	5	4	4	4	2	2	4	4	4	4	7	7	7	6	6	2	2	8
4	4	3	3	1	5	5	5	3	3	3	2	2	7	7	8	8	8	8	8	8	8
4	4	3	2	2	5	5	4	4	4	4	6	1	3	7	7	4	4	5	3	3	3
2	3	7	7	3	3	3	5	5	5	5	6	6	3	3	4	4	5	5	5	5	7
2	3	3	7	7	7	7	7	5	6	6	6	4	4	2	2	7	7	7	7	7	7
9	9	9	9	9	9	2	2	7	7	7	7	4	4	3	3	3	5	5	5	5	5
7	7	7	7	7	9	3	5	5	5	9	7	7	7	9	9	9	6	6	6	6	2
7	7	2	2	9	9	3	3	5	5	9	9	9	9	9	4	4	4	4	6	6	2

5	5	5	7	7	7	7	7	2	2	6	6	6	6	6	6	8	4	4	5	5	5
5	5	7	7	8	8	8	8	4	4	3	3	3	4	8	8	8	4	4	5	5	3
2	2	5	5	8	8	8	8	4	4	5	5	5	4	4	4	8	8	8	8	3	3
3	3	3	5	5	5	2	2	8	8	8	8	5	5	2	2	6	6	6	6	6	6
7	7	7	7	7	7	7	8	8	8	8	3	3	7	7	4	4	4	4	3	3	3
9	9	9	9	9	3	3	3	4	4	4	4	3	7	7	7	7	7	5	5	5	5
9	9	8	8	8	8	2	2	5	5	5	5	9	9	9	9	9	9	9	9	9	5
9	9	8	8	8	8	7	7	3	3	3	5	2	2	7	7	8	8	8	8	3	3
5	5	5	3	5	5	5	7	7	4	4	7	7	7	7	7	8	8	8	8	6	3
5	5	3	3	5	5	7	7	7	4	4	2	2	4	4	4	4	6	6	6	6	6

	6			6			8									4					
5					6	8			2			7	6			3					7
7	7				7	5	5	4		2	2			5			3	4			4
			7						7			5	5			6	5		3		
					9	3		3	7			8	7		9					4	
6			6		5	6				7	8			7		9		9	9	4	
4		6	3	5				6	5		5				8	7	9			2	
		4				3		3		5	3		7		2						
2		8						8								5				2	
4				6									4	7		6					

2		6							2				4	2		4	6				2
3			2			3						5		4				6			4
5				5	4				2		4	4	4					6		2	8
4	4			1	5		5			3	2				8	8					
	4					5				4	6				7	4	4	5	3		
2	3	7				3				5		6	3	3	4						7
2							7		6		6				2		7				
9						2		7				4			3		5				5
7										9			7		9	9	6				
		2	2				3	5						9			4			6	2

5								2						6		8	4		5		
		7		8	8	8	8	4				3	4	8	8				5	5	
2	2	5				8			4			5							8	3	
		3			5	2			8	8	8			2			6			6	
						7												4		3	
				9			3	4			4	3	7	7			7	5			5
	9	8	8	8			2	5				9						9			5
					8			3			5	2		7	7	8		8			
5		5	3	5		5	7		4			7					8	8	8		3
					5				4			2	4								6

2	2	4	4	4	4	8	8	3	3	3	6	6	6	9	9	9	5	5	5	5	5
6	6	6	6	6	6	8	8	2	6	6	6	4	4	4	4	9	9	9	9	9	9
4	4	3	3	8	8	8	8	2	3	3	3	9	3	3	3	6	6	6	6	4	4
4	4	3	2	2	4	4	4	4	9	9	9	9	5	5	9	9	9	9	6	6	4
6	6	6	6	6	6	9	9	9	9	3	3	3	5	5	5	3	3	9	9	9	4
2	2	8	8	8	8	8	8	8	7	7	9	9	9	9	7	7	3	4	4	9	9
3	3	8	7	5	5	7	7	7	7	7	9	7	7	7	7	7	4	4	3	3	1
3	7	7	7	7	5	5	5	9	9	9	9	5	5	8	8	8	5	5	3	2	2
7	7	6	6	6	6	6	6	3	3	3	5	5	5	8	8	8	5	5	5	7	7
5	5	5	5	5	3	3	3	4	4	4	4	3	3	3	8	8	7	7	7	7	7

4	4	2	2	3	3	3	7	7	7	7	7	5	5	5	5	5	4	4	1	3	1
4	4	3	3	4	4	2	2	7	7	2	2	3	4	4	7	7	7	4	4	3	3
2	2	3	4	4	6	5	5	5	5	5	3	3	4	4	7	2	2	3	3	4	4
5	5	5	6	6	6	6	2	2	6	6	6	6	7	7	7	5	5	3	4	4	2
5	5	7	7	6	9	9	9	3	3	6	6	4	4	4	4	5	5	8	8	3	2
7	7	7	7	9	9	6	9	9	3	8	8	8	8	3	3	3	5	8	8	3	3
7	4	4	6	6	6	6	6	9	9	8	8	8	8	2	2	9	7	8	8	8	8
4	4	6	2	2	5	5	5	5	5	4	4	4	4	6	9	9	7	7	5	5	5
6	6	6	6	6	3	3	3	9	9	6	6	6	6	6	9	9	7	7	4	5	5
3	3	3	9	9	9	9	9	9	9	3	3	3	9	9	9	9	7	7	4	4	4

3	3	3	5	5	5	9	9	4	4	3	3	3	5	2	2	3	3	3	5	5	5
2	2	5	5	9	9	9	6	6	4	4	2	2	5	5	5	5	2	2	5	5	7
7	7	7	1	9	9	9	9	6	8	8	8	6	6	6	6	6	4	4	7	7	7
7	7	6	6	6	5	6	6	6	8	8	8	6	4	7	7	7	4	4	7	7	7
7	7	6	6	6	5	5	5	5	8	8	4	4	4	7	7	6	6	6	6	6	4
8	8	8	8	7	7	3	3	3	5	5	5	5	5	7	7	6	2	2	4	4	4
8	8	7	7	7	7	4	4	4	4	3	3	3	4	4	4	4	6	6	3	3	3
8	8	6	6	6	7	3	7	7	7	7	7	7	7	8	8	8	8	6	6	6	6
4	4	3	6	6	3	3	1	3	9	9	2	2	8	8	8	8	5	5	5	5	5
4	4	3	3	6	2	2	3	3	9	9	9	9	9	9	9	4	4	4	4	2	2

	2	4			4	8		3					6			9			5		
			6			8	8	2	6						4						9
	4	3		8	8	8	8			3			3	3	3				6		4
	4			2			4		9			9			9					6	
		6		6		9						3	5			3				9	
	2					8	8					9	9				3	4			9
	3	8	7		5	7	7		7	7		7		7			4		3		1
	7			7				9				5		8	8	8			3		
		6					6		3					8	8	8			5	7	7
5						3		4			4	3	3				7		7		7

	4		2			3					7			5			4			3	
			3		4	2					2	3					7	4	4	3	3
2	2				6	5				5	3	3	4	4			2	3			4
							2			6			7				5				2
5	5	7		6				3			6			4	4			8		3	
			7	9			9		3		8	8	8	3							3
7			6					9					8	2		9	7			8	
	4	6	2		5					4			4	6				7	5		5
6					3														4	5	
3			9						9			3			9	9	7		4		

	3				5		9					3	5	2				3			
	2	5		9	9					4	2						2	2		5	7
7					9	9	9			8	8	6		6		6			7	7	
7	7	6		6		6	6	6	8				4	7		7	4		7		
7	7	6	6	6				5						7		6	6	6			
				7				3	5				5		7	6	2		4		
	8	7		7	7				4			3		4			6		3	3	
8	8		6	6	7								7	8	8						6
		3	6					3		9	2										5
4			3	6	2	2	3	3							9				4	2	

4	4	2	7	7	7	4	3	3	3	7	7	2	2	3	2	2	3	3	3	8	8
4	4	2	7	4	4	4	7	7	7	7	4	4	4	3	3	8	8	8	8	8	8
2	2	7	7	7	5	5	5	5	5	7	6	6	4	2	2	3	3	3	5	5	5
5	5	6	6	6	6	6	2	2	3	3	6	6	6	6	8	8	8	5	5	2	2
2	5	5	5	6	4	4	4	4	3	9	9	9	9	7	7	7	8	8	4	4	4
2	9	9	9	9	9	3	3	3	9	9	9	9	9	7	7	7	7	8	8	8	4
4	4	9	9	9	9	6	6	6	6	6	6	2	2	6	6	6	6	6	6	2	2
4	4	2	2	8	3	3	3	4	4	4	4	7	7	7	7	7	7	1	3	4	4
2	2	8	8	8	2	2	7	7	7	3	3	3	2	2	7	2	2	3	3	4	4
4	4	4	4	8	8	8	8	7	7	7	7	8	8	8	8	8	8	8	8	2	2

6	4	4	4	4	5	5	9	9	9	9	5	5	5	5	5	9	9	9	9	2	2
6	6	6	6	6	5	5	5	9	9	9	9	7	7	7	7	9	9	9	7	7	7
4	4	5	5	8	3	3	3	4	4	4	9	6	6	6	7	9	9	7	7	4	4
4	4	5	5	8	8	8	8	4	3	3	3	6	6	6	7	7	4	7	7	6	4
2	2	5	2	2	8	8	8	6	6	2	2	3	3	3	2	2	4	4	6	6	4
7	7	7	7	7	6	6	6	6	4	5	5	5	5	5	9	9	9	4	6	6	6
7	7	4	4	5	5	5	5	5	4	4	4	6	6	6	6	9	9	9	9	9	9
8	8	4	4	3	3	3	6	6	3	3	3	6	6	5	5	3	4	4	4	4	3
8	8	8	5	5	5	5	6	6	6	2	2	5	5	5	3	3	6	6	2	2	3
8	8	8	5	3	3	3	6	4	4	4	4	3	3	3	2	2	6	6	6	6	3

9	9	9	9	9	9	9	9	3	6	6	6	8	8	8	8	8	8	8	8	6	6
9	6	6	6	6	6	6	3	3	6	6	6	4	4	4	4	3	3	3	6	6	6
7	9	9	9	9	9	9	9	7	7	7	7	7	9	9	9	9	4	4	4	4	6
7	7	7	7	7	7	9	9	4	4	7	7	9	9	9	9	9	6	6	6	6	5
8	8	8	8	8	8	3	3	3	4	4	3	3	4	4	4	4	6	6	7	5	5
8	8	3	3	5	5	5	5	5	6	6	3	1	3	3	3	7	7	7	7	5	5
2	2	3	1	3	3	3	4	4	6	6	6	6	9	9	9	9	7	7	3	3	3
8	8	8	7	7	7	7	4	4	2	2	7	7	7	9	9	9	5	5	5	5	5
8	8	8	7	7	7	3	3	3	6	6	7	7	7	7	9	9	4	4	3	3	3
8	8	5	5	5	5	5	6	6	6	6	4	4	4	4	3	3	3	4	4	2	2

	4	2	7			4	3				7	2		3		2		3		8	
4				4	4		7					4				8				8	
2					5							6	4	2				3			5
		6					2							6	8		8	5			2
2	5				4				3		9	9	9				8		4		
	9		9	9	9		3			9			9				7		8		
4	4	9				6	6				6		2	6					6	2	2
		2			3						4	7					7		3		
2		8			2				7		3			2	7	2		3	3	4	
4								7			7	8								2	

	4			4		5								5		9				2	
6							5	9	9			7	7			9				7	
		5					3							6		9		7		4	4
4		5	5		8	8	8	4	3		3		6		7		4	7			
2			2		8	8		6	6		2	3			2	2					4
7				7	6			6		5							9	4	6		
			4	5	5				4			6			6	9					
8	8				3	3	6		3				6		5		4				
		8				5	6			2						3	6	6	2		3
						3		4						3		2					

							9	3	6	6		8							8		
						6						4			4	3					6
									7		7	7	9		9		4			4	
					7	9				7				9	9	9		6			5
		8			8	3		3		4		3				4	6		7	5	
	8	3					5		6	6			3	3		7		7			
	2	3		3			4	4	6		6	6	9				7				3
	8		7	7		7	4			2			7				5				5
			7	7	7	3				6				7			4			3	
						5	6				4			4	3	3			4	2	

4	4	3	3	3	2	2	9	9	4	4	4	4	8	8	8	8	4	3	5	5	5
4	4	6	6	9	9	9	9	9	6	5	5	8	8	8	8	4	4	3	3	5	5
6	6	6	6	3	3	3	9	9	6	6	5	5	5	2	2	4	9	9	9	9	9
8	8	8	8	8	8	4	4	4	4	6	6	6	3	3	3	7	7	7	7	9	9
8	8	7	7	7	7	7	7	7	3	3	3	2	2	9	2	2	7	7	7	9	9
2	2	9	9	9	3	3	3	2	2	8	8	8	8	9	4	4	4	4	5	5	5
4	4	9	9	9	6	6	8	8	8	8	7	7	7	9	9	5	3	3	3	5	5
4	4	9	9	9	6	6	6	6	5	7	7	7	7	9	9	5	5	5	5	4	4
6	6	6	6	2	2	5	5	5	5	2	2	9	9	9	6	6	6	6	6	4	4
6	6	2	2	4	4	4	4	2	2	4	4	4	4	1	4	4	4	4	6	2	2

2	2	6	6	6	3	3	2	2	5	5	5	5	5	3	3	3	5	5	5	5	5
3	3	3	6	6	6	3	4	4	4	4	3	3	3	4	4	6	6	6	6	6	6
4	4	4	8	8	8	8	8	6	6	6	6	6	6	4	4	8	7	7	3	3	3
2	2	4	8	8	8	5	5	5	5	5	7	7	2	2	8	8	7	7	7	7	7
6	6	6	6	6	6	7	7	3	3	3	7	7	8	8	8	5	5	5	3	3	3
7	7	4	4	4	4	7	7	7	6	6	7	7	7	8	8	3	3	5	5	4	4
7	5	5	5	3	3	3	7	7	6	6	6	6	4	4	4	3	9	9	9	4	4
7	7	5	5	6	4	4	4	4	2	2	5	5	5	5	4	9	9	9	9	9	9
7	7	6	6	6	6	5	5	5	5	5	4	4	3	5	3	3	3	5	5	5	4
5	5	5	5	5	6	3	3	3	1	4	4	3	3	1	2	2	5	5	4	4	4

7	7	7	7	4	4	4	4	7	7	7	7	2	2	4	2	2	8	8	8	8	3
2	2	7	7	7	5	9	7	7	7	2	2	4	4	4	3	3	3	8	6	6	3
4	4	4	4	5	5	9	9	9	6	6	6	5	9	9	9	8	8	8	6	6	3
1	2	2	5	5	9	9	2	2	6	6	6	5	5	9	9	5	5	5	6	6	4
3	1	3	3	3	9	9	9	4	4	4	4	5	5	9	9	9	9	5	5	4	4
3	3	6	6	6	2	2	3	3	3	8	8	8	8	5	5	5	5	2	2	4	2
7	7	7	7	6	6	1	5	5	5	8	8	8	8	5	6	6	6	6	6	6	2
7	7	7	2	2	6	2	2	4	5	5	7	7	7	7	3	4	4	7	7	7	7
4	4	4	4	8	8	4	4	4	2	2	5	7	7	7	3	3	4	4	7	7	7
8	8	8	8	8	8	2	2	3	3	3	5	5	5	5	1	6	6	6	6	6	6

4		3				2	9				4			8				3			
	4	6		9					6	5			8	8	8				3		5
			6	3							5		5	2		4	9				9
				8		4			4			6			3	7		7		9	
8	8	7		7		7		7		3		2		9		2			7	9	
2						3			2				8					4	5		5
4	4		9	9	6	6					7	7			9	5		3		5	
	4							6	5				7		9		5		5		
			6		2			5			2	9		9	6					4	
	6		2				4		2	4		4			4	4				2	

2	2						2					5		3			5				
	3		6		6	3	4			4	3		3			6					
4							8					6		4			7		3		3
	2	4	8					5	5	5	7	7	2		8		7				
6					6		7		3			7	8			5					3
		4		4	4			7	6	6			7			3		5	5		4
	5		5		3							6	4			3		9		4	4
7		5	5	6	4		4	4	2	2	5		5								9
7												4	3			3	3			5	
5					6		3	3	1	4	4	3				2		5	4		

		7					4					2				2	8			8	
2	2				5	9		7			2	4			3				6	6	3
4		4	4					9	6		6		9		9	8					
1			5		9		2				6		5	9					6		
	1		3	3	9		9	4		4	4	5							5	4	
3		6							3			8		5	5	5	5	2			2
7				6	6	1			5			8	8		6					6	
	7	7	2					4		5		7	7	7	3		4	7			
			4	8		4	4	4	2		5			7		3					
	8						2		3					5			6			6	6

8	8	8	8	4	4	3	3	8	8	8	8	8	3	2	2	4	4	8	8	8	8
8	8	8	8	4	4	3	6	6	6	8	8	8	3	3	4	4	9	9	9	8	8
7	7	7	7	7	7	7	6	6	6	7	7	5	5	9	9	9	9	6	6	8	8
9	9	9	9	5	5	5	5	5	7	7	7	5	5	9	9	7	7	7	6	6	6
9	9	9	9	6	6	6	6	2	2	7	7	5	2	2	4	4	7	7	7	7	6
9	5	5	5	3	3	3	6	6	3	2	2	3	3	3	4	4	3	3	3	4	3
3	3	3	5	5	8	8	8	8	3	3	7	7	7	7	7	7	7	4	4	4	3
2	2	4	4	4	2	2	8	8	8	8	2	2	4	4	3	4	4	6	6	6	3
4	3	3	3	4	3	3	6	6	6	4	4	7	4	4	3	3	4	4	6	6	6
4	4	4	2	2	3	6	6	6	4	4	7	7	7	7	7	7	3	3	3	2	2

4	4	8	8	8	8	5	5	5	5	5	8	8	8	3	3	3	4	4	3	3	3
4	4	5	5	8	8	8	8	3	8	8	8	8	8	5	5	4	4	8	8	8	8
5	5	5	7	7	7	6	6	3	3	2	2	3	3	5	5	5	8	8	8	8	2
4	2	2	9	7	7	6	6	6	6	4	4	3	4	4	4	4	6	6	6	6	2
4	9	9	9	6	7	7	3	3	3	4	4	2	2	1	5	5	5	5	5	6	6
4	4	9	9	6	6	6	4	4	1	3	3	3	1	6	6	6	6	6	2	2	4
2	2	9	9	9	6	6	3	4	4	2	2	4	4	4	4	7	7	6	4	4	4
4	4	4	4	6	4	4	3	3	5	5	5	5	5	2	2	7	7	7	2	2	3
6	6	6	6	6	4	4	6	6	6	6	3	4	4	4	4	7	7	6	6	3	3
5	5	5	5	5	2	2	6	6	2	2	3	3	2	2	1	6	6	6	6	2	2

2	2	9	2	2	9	9	9	9	4	4	4	4	2	2	1	3	3	3	1	2	2
9	9	9	3	3	3	9	9	9	9	9	6	6	3	3	3	5	5	5	4	4	4
9	9	9	9	9	5	5	5	5	3	3	3	6	7	7	7	7	5	5	2	2	4
5	5	5	5	5	3	3	3	5	2	2	6	6	7	7	7	4	4	4	4	6	2
4	4	3	7	7	7	2	2	3	3	3	6	3	6	6	6	3	3	3	6	6	2
4	4	3	3	7	7	7	7	4	4	4	4	3	3	6	6	6	2	2	6	6	6
7	7	7	4	4	4	4	8	8	8	8	8	8	8	8	7	7	7	7	4	4	2
7	7	7	7	3	7	7	7	7	4	4	4	4	2	2	7	7	7	4	4	3	2
9	9	2	2	3	3	7	7	5	5	5	5	3	3	3	6	6	6	6	6	3	3
9	9	9	9	9	9	9	7	5	3	3	3	4	4	4	4	3	3	3	6	2	2

	8	8		4				8			8		3		2		4		8	8	8
8			8	4	4	3		6		8									9		
7									6	7	7	5		9			9	6		8	
9	9			5				5	7					9		7	7	7		6	
		9	9	6					2			5		2	4					7	
	5		5	3					3	2		3		3		4			3	4	3
3	3				8					3		7						4			
	2	4			2		8					2	4		3	4				6	
		3		4								7			3						
		4		2	3	6		6	4		7			7			3			2	

	4	8					5			5						3					3
		5			8		8	3		8					5	4					8
5			7		7		6				2	3	3			5	8				
4	2			7	7		6			4	4		4			4	6				2
	9			6	7	7		3	3	4	4	2	2						5		6
			9			6			1						6	6	6	6		2	4
	2	9	9		6					2	2	4	4		4			6			
			4		4	4	3	3					5		2	7	7			2	
	6		6	6		4				6		4					7	6	6	3	
5				5		2				2		3	2						6	2	

	2		2				9	9		4		4			1	3			1		
	9		3		3			9		9			3	3	3	5				4	
9	9					5		5	3			6		7			5	5		2	4
	5					3		5		2				7	7			4		6	2
	4		7			2	2	3							6			3	6		
4	4	3		7		7		4			4		3		6	6		2	6		
						4								8				7	4		
7			7	3	7			7				4		2		7	7	4			2
9			2			7					5			3		6	6				3
					9						3				4	3				2	

6	6	6	2	2	4	4	4	8	8	8	9	9	1	5	4	4	4	4	6	6	5
8	8	6	6	6	2	2	4	8	8	8	8	9	9	5	5	6	6	6	6	5	5
3	8	8	8	8	3	3	3	8	9	9	9	9	9	5	5	7	7	7	7	5	5
3	3	8	8	6	6	5	5	2	2	3	3	3	4	4	1	3	3	3	7	7	7
4	4	4	4	6	6	6	5	5	5	2	2	4	4	5	5	5	2	2	3	3	3
8	3	3	3	6	7	7	7	7	7	7	7	5	3	3	3	5	5	6	6	2	2
8	8	8	8	8	6	6	6	6	5	5	5	5	7	7	4	4	4	4	6	9	9
8	8	3	3	3	6	2	2	6	3	3	3	9	9	7	7	5	6	6	6	9	9
4	4	4	2	2	4	4	4	4	2	2	9	9	9	7	7	5	5	5	5	9	9
2	2	4	7	7	7	7	7	7	7	9	9	9	9	7	4	4	4	4	9	9	9

4	4	4	4	2	2	4	2	2	3	3	3	8	8	8	8	8	8	7	7	2	2
3	3	8	8	8	4	4	4	5	5	5	8	8	9	9	7	7	7	7	7	5	5
3	9	9	8	8	8	8	8	5	5	9	9	9	9	9	3	3	3	5	5	5	2
6	6	9	9	9	9	9	9	9	6	6	9	9	7	7	7	7	7	3	3	3	2
6	6	6	6	2	2	6	6	6	6	8	8	3	3	3	4	4	7	7	4	4	4
9	9	9	9	5	5	5	8	8	8	8	6	6	6	6	4	9	9	9	9	9	4
9	9	9	8	8	5	5	8	8	1	3	4	4	6	6	4	6	6	6	6	9	9
9	9	8	8	8	4	4	2	2	3	3	4	4	5	5	6	6	2	2	9	9	1
4	4	8	8	8	4	4	7	7	7	7	7	7	5	4	4	8	8	8	8	8	8
4	4	3	3	3	2	2	4	4	4	4	7	5	5	4	4	8	8	4	4	4	4

3	3	3	2	2	7	7	7	2	2	4	4	2	2	6	6	6	6	6	6	9	9
4	2	2	5	5	7	2	7	7	7	4	4	3	3	3	4	4	4	9	9	9	9
4	5	5	5	4	4	2	9	9	9	9	9	5	5	5	4	9	9	9	5	5	5
4	4	3	3	3	4	4	9	6	6	9	9	5	5	6	8	8	8	8	8	8	5
9	9	6	6	6	3	3	3	6	6	9	6	6	6	6	6	4	4	6	8	8	5
9	9	6	6	6	4	4	4	4	6	6	4	4	7	7	4	4	6	6	3	3	3
9	9	3	3	3	2	2	8	8	8	4	4	3	3	7	7	7	7	6	6	6	5
9	9	9	4	4	4	4	8	8	8	8	8	3	6	6	4	4	7	5	5	5	5
4	4	4	3	5	5	5	4	4	4	4	2	2	6	6	4	4	9	9	9	2	2
4	2	2	3	3	5	5	7	7	7	7	7	7	7	6	6	9	9	9	9	9	9

6			2								9				4						
8					2		4	8	8			9	9		5	6				5	
3			8		3				9				9	5		7	7	7	7		
			8		6	5		2			3			4	1						7
4			4		6		5			2				5			2	2		3	
			3		7									3			5		6	2	
8				8		6			5				7	7	4			4		9	
	8			3	6		2	6	3				9			5	6				
	4		2		4				2				9	7				5			
2	2		7												4						

			4		2	4		2			3				8			7			2
	3			8				5		5	8				7		7				
		9					8		5		9				3			5			
	6					9		9				9	7			7	7		3	3	2
				2	2		6				8			3			7				
9	9	9	9	5		5	8				6			6		9					4
			8		5		8		1		4	4	6		4			6	6		9
9		8	8		4		2	2			4						2		9		
4		8			4	4	7					7				8					8
		3		3	2			4			7		5	4		8	8				4

3			2						2			2			6						9
4	2					2			7	4		3	3	3		4				9	
	5										9		5		4	9		9	5	5	5
			3			4			6		9			6						8	
9	9	6	6				3	6		9		6					4	6		8	5
						4		4		6		4	7		4		6		3		
		3	3	3	2			8								7		6		6	
9						4		8			8	3	6				7			5	
			3			5				4	2				4			9	9	2	
4	2			3		5		7		7	7				6	9				9	

4	4	4	4	6	6	6	4	2	2	6	6	6	6	5	5	9	9	9	9	9	9
2	2	5	5	6	6	6	4	4	4	5	5	5	6	6	5	5	5	6	6	6	9
1	3	5	5	5	3	3	3	5	3	5	5	1	4	4	4	4	6	6	6	9	9
3	3	7	7	7	5	5	5	5	3	3	2	2	7	7	7	7	2	2	3	4	4
4	4	4	4	7	7	7	7	8	8	9	7	7	7	9	2	2	4	4	3	3	4
3	3	3	6	2	2	8	8	8	8	9	9	9	9	9	9	9	4	4	2	2	4
2	2	6	6	3	3	3	8	8	2	2	7	7	7	3	3	3	2	2	3	3	3
3	3	3	6	6	6	2	2	1	3	3	3	7	7	7	7	9	9	4	4	4	4
8	8	4	4	4	3	3	3	7	7	4	2	2	5	3	3	3	9	9	7	2	2
8	8	4	6	6	6	6	6	7	7	4	4	4	5	5	5	9	9	9	7	7	7
8	8	3	6	5	5	5	5	5	7	7	2	2	5	8	8	8	9	9	7	7	7
8	8	3	3	1	4	4	4	4	7	6	6	8	8	8	8	8	5	5	5	2	2
2	2	6	6	6	7	7	2	2	6	6	4	4	4	4	3	3	3	5	5	3	3
8	8	6	6	6	7	7	7	7	7	6	6	2	2	8	8	8	8	2	2	3	2
8	8	8	8	8	4	4	4	2	2	3	3	3	8	8	8	8	4	4	4	4	2
2	2	8	2	2	4	6	6	6	6	8	8	4	4	4	4	3	3	3	5	5	5
7	7	7	7	3	3	6	6	5	5	8	8	8	8	8	8	2	2	5	5	2	2
7	7	7	2	3	1	3	3	3	5	4	4	4	4	6	6	6	4	4	4	4	1
2	2	4	2	4	4	4	4	5	5	7	7	7	7	6	6	6	9	9	9	9	2
4	4	4	9	9	9	9	9	9	7	7	5	5	7	3	9	9	9	7	5	5	2
2	2	9	9	2	2	9	6	6	4	4	5	5	5	3	3	9	9	7	7	5	5
4	4	4	4	3	3	3	6	6	4	4	6	6	6	6	2	2	7	7	7	7	5
3	3	3	5	2	2	6	6	7	7	7	6	6	2	2	6	6	6	6	6	6	1
9	9	5	5	5	5	7	7	7	7	5	5	5	5	5	3	3	3	4	4	4	4
9	9	9	4	4	4	4	2	2	5	2	2	3	3	3	5	5	5	7	7	7	7
9	9	9	7	7	7	3	3	3	5	5	5	5	1	5	5	7	7	7	9	9	9
9	3	3	7	7	7	7	6	4	4	2	2	4	4	4	4	2	2	3	9	3	9
6	3	4	4	4	6	6	6	4	4	7	7	7	7	7	7	7	3	3	9	3	3
6	6	4	2	2	6	6	5	5	5	6	6	4	4	4	4	3	5	5	9	9	9
6	6	6	7	7	7	5	5	7	7	7	6	6	6	6	3	3	5	5	5	6	6
4	4	4	2	2	7	6	7	7	7	7	8	8	8	8	8	2	2	6	6	6	6
4	2	2	7	7	7	6	6	6	6	6	8	8	8	3	3	3	5	5	5	5	5

Puzzle 391

4			4	6	6				2	6			6	5		9					
			5			6			4	5	5				5				6		
1		5	5			3	3		3	5		1	4		4			6		9	
3		7						5								7		2	3	4	
4							7	8	8		7	7	7	9		2		4			
3				2		8		8	8	9						9			2		
	2	6		3		3	8	8		2	7	7		3				2	3		
	3				6			1				7			7	9	9		4		
8	8			4	3	3	3			4	2		5	3	3		9	9	7	2	2
8	8	4	6					7		4		4						9			
8	8	3		5				5		7	2		5	8		8				7	
			3		4			4	7	6		8					5	5	5	2	
	2	6	6		7	7	2				4				3	3			5		
		6	6	6	7	7		7				2			8		8		2	3	2
8				8			4	2	2	3				8		8			4		
2		8	2				6			8		4			4			3	5	5	5
7						6	6	5							8		2	5			
7		7	2	3				3				4	4		6			4		4	1
2				4	4		4	5						6		6				9	
	4								7		5		7	3	9			7	5		
2					2	9	6	6	4		5		5			9	9		7	5	5
4				3			6			4	6			6	2		7				
3				2	2	6				7				2	6						
9		5				7								5			3	4			
			4				2	2	5	2		3	3	3	5		5	7	7		7
		9	7				3				5					7		7			
		3	7	7		7	6	4	4		2	4		4	4		2	3	9	3	
6					6				4		7									3	3
	6	4	2						5		6	4	4	4	4	3	5	5			
6		6					5			7							5			6	
4			2			6		7	7		8	8					2		6		6
		2		7						6		8				3					5

8	8	4	4	4	4	2	2	4	4	5	5	5	5	7	7	7	7	7	7	7	6
8	8	8	8	5	5	8	8	4	4	5	2	2	9	9	9	9	6	6	6	6	6
5	5	8	8	5	5	5	8	3	3	3	8	8	8	8	9	9	9	9	9	4	4
5	5	3	3	3	8	8	8	5	5	5	5	8	8	8	8	7	8	8	8	4	4
5	4	4	4	4	3	8	8	5	2	2	7	7	7	7	7	7	8	8	8	8	8
6	6	6	6	6	3	6	6	3	3	3	2	2	4	4	4	4	6	6	6	4	4
6	4	4	4	4	3	6	6	5	5	5	3	3	3	7	7	7	6	6	6	4	4
2	2	6	2	2	4	4	6	6	5	5	1	4	4	7	7	7	7	3	3	5	5
6	6	6	6	6	4	4	9	9	9	9	2	2	4	4	2	2	4	3	6	6	5
8	8	8	8	9	9	9	9	9	3	3	3	5	5	5	5	5	4	4	6	6	5
9	2	2	8	2	2	7	7	7	4	4	4	4	7	7	3	3	3	4	6	6	5
9	9	9	8	8	8	7	7	7	7	3	3	3	7	3	5	5	8	8	8	8	8
3	3	9	2	2	5	5	5	5	5	7	7	7	7	3	3	5	8	8	6	6	8
3	9	9	7	7	7	7	7	7	7	6	6	6	6	6	6	5	5	6	6	6	6
9	9	6	6	6	9	9	9	9	9	9	4	4	8	8	8	8	2	2	4	2	2
2	6	6	9	9	9	3	5	5	5	5	5	4	4	8	4	4	5	5	4	4	4
2	6	4	4	4	4	3	3	4	4	4	4	8	8	8	4	4	5	5	5	2	2
4	4	2	2	5	5	2	2	3	3	3	1	2	2	5	5	3	3	6	6	6	6
4	4	3	3	5	5	5	4	4	1	7	7	7	7	5	5	5	3	5	6	6	2
6	6	3	2	3	3	3	4	4	3	3	7	7	7	8	8	8	8	5	5	3	2
6	8	8	2	9	9	9	9	9	1	3	8	8	8	8	3	3	3	5	5	3	3
6	8	8	9	9	9	9	3	3	3	6	2	2	3	3	2	2	6	6	6	6	6
6	8	8	7	7	7	7	2	2	6	6	6	6	6	3	6	3	3	3	2	2	6
6	8	8	7	7	7	3	3	3	2	2	7	7	7	6	6	2	2	4	4	4	4
5	5	5	2	2	5	5	9	9	9	9	9	9	7	7	6	6	6	5	5	1	2
5	5	3	3	3	5	5	5	6	6	3	9	9	7	7	3	3	3	5	5	5	2
6	6	2	2	8	8	8	8	6	6	3	3	9	2	2	4	4	4	4	3	3	3
6	6	6	6	8	8	8	8	6	5	5	4	4	3	3	3	7	7	7	7	7	7
8	8	4	4	5	3	3	3	6	5	5	4	4	7	2	2	9	9	3	3	3	7
8	8	4	4	5	5	5	5	9	9	5	7	7	7	3	3	3	9	9	9	9	9
8	8	3	3	3	4	4	9	9	9	9	7	7	7	5	5	5	5	5	3	9	9
8	8	2	2	4	4	9	9	9	4	4	4	4	2	2	4	4	4	4	3	3	1

					4	2			4			5		7						7	
8			8	5		8			4			2	9	9	9	9					6
5			8			5				3		8			9				9		4
				3	8	8	8				5	8	8				8			4	4
	4	4	4	4		8		5	2		7	7	7			7	8			8	
					3	6			3	3		2				4	6		6	4	
6				4		6		5		5				7	7	7	6		6		4
2			2			4		6	5		1	4	4	7	7			3	3		
6				6		4	9	9						4		2	4	3			
				9	9			9	3			5			5	5			6	6	
		2			2	7			4			4		7	3					6	5
		9			8		7		7			3	7		5						
				2	5				5					3		5		8	6	6	
3		9							7						6		5	6			
9				6			9		9		4	4	8			8	2	2	4	2	
2							5								4	4					
					4	3	3	4		4		8				4			5	2	
		2	2			2		3			1				5	3			6		
	4			5		5	4			7		7	7			5		5			2
	6	3				3	4	4			7	7	7			8			5	3	
	8	8	2		9	9	9	9	1	3							3	5			
			9	9	9	9				6		2		3		2	6				
							2	2	6				6		6	3				2	6
6	8	8	7					3		2							2	4			4
		5	2									9		7			6	5	5		
5	5		3		5		5	6	6		9			7			3	5	5	5	2
6		2	2				8		6	3		9		2			4				3
					8					5		4	3			7					
8	8	4	4		3	3	3	6	5	5			7	2		9				3	7
		4	4		5		5			5	7	7				3			9		9
	8	3											7		5			5	3	9	
	8	2			4	9			4			4	2		4						

Lösung - Solution: Puzzle 393

4	4	4	4	7	2	2	3	3	3	4	4	5	5	5	3	3	3	9	9	9	9
7	7	7	7	7	7	3	5	5	5	3	4	4	5	5	7	2	2	3	3	3	9
8	8	8	8	2	2	3	3	5	5	3	3	7	7	7	7	7	7	9	9	9	9
8	8	8	3	3	3	9	2	2	1	6	8	8	8	8	8	8	5	5	5	5	5
8	4	4	4	4	9	9	9	9	9	6	6	6	6	6	8	8	3	3	3	2	2
2	2	6	6	6	9	9	9	5	5	5	2	2	7	7	7	7	7	7	7	3	3
4	4	2	2	6	6	6	5	5	7	7	7	7	4	4	4	3	3	3	6	6	3
4	4	5	5	2	2	4	4	4	7	8	8	8	4	2	2	6	6	6	6	4	4
2	2	5	5	5	6	6	6	4	7	7	8	8	9	3	3	3	2	2	4	4	6
6	3	3	3	2	8	8	6	6	5	5	8	8	9	9	9	9	6	6	6	6	6
6	6	6	6	2	8	8	6	2	2	5	5	8	9	9	9	9	5	5	5	5	5
6	3	7	7	6	6	8	8	8	8	5	3	3	3	5	5	3	3	8	8	2	2
3	3	7	7	6	6	6	6	9	9	8	8	8	5	5	5	3	2	2	8	3	3
4	4	4	7	7	9	9	9	9	8	8	8	8	3	3	3	4	4	4	8	8	3
4	3	3	3	7	9	9	9	3	8	7	7	7	7	2	2	4	5	5	8	8	8
3	4	4	5	5	5	5	5	3	3	7	4	6	6	6	1	2	2	5	3	3	3
3	3	4	4	6	6	6	2	2	7	7	4	4	4	6	6	6	5	5	4	4	4
7	7	6	6	6	5	5	5	5	5	8	8	8	8	8	8	8	8	3	3	3	4
7	7	7	7	7	9	9	9	9	9	6	6	6	6	6	6	5	5	5	5	5	2
4	4	3	3	3	9	9	9	9	5	5	5	5	3	3	3	1	4	4	4	4	2
4	4	2	2	7	7	7	6	6	6	2	2	5	2	2	5	5	5	5	5	6	6
6	6	6	4	4	7	7	6	6	6	4	4	4	4	8	8	8	8	8	2	2	6
6	6	6	4	4	7	7	2	2	5	5	5	5	5	4	4	4	4	8	6	6	6
3	3	3	5	5	5	8	8	8	8	8	8	2	2	1	3	3	3	8	8	4	4
8	8	6	6	3	5	5	7	7	7	7	8	8	7	2	2	4	4	3	3	4	4
8	8	6	6	3	3	4	7	7	7	4	4	4	7	7	7	4	4	3	5	5	5
8	8	6	6	2	2	4	4	4	1	2	2	4	7	7	7	6	6	6	3	5	5
8	8	2	2	7	7	7	7	7	7	7	3	3	3	2	2	6	6	6	3	3	2
3	3	3	8	3	3	3	2	2	5	5	5	5	5	7	7	7	7	7	7	7	2
2	2	8	8	5	5	5	5	5	7	9	9	9	6	6	6	6	6	6	3	3	3
3	3	3	8	8	8	4	4	7	7	9	9	9	9	9	9	3	3	3	2	2	5
4	4	4	4	8	8	4	4	7	7	7	7	6	6	6	6	6	6	5	5	5	5

Puzzle 393

			4	7	2			3		4						3		9			
7							5		5	3		4	5			2	2	3		3	
			8	2			3	5		3	3	7						9			
		8		3		9	2				8				8						5
				4	9								6	6	8	8			3	2	
	2				9	9	9					2		7					7	3	
			2			6	5					7			4			3	6		
4					2	4			7			8	4	2		6	6				
2		5				6			7	7				3	3	3	2		4		
6	3					8		6	5		8						6				
	6		6	2	8		6	2				8	9		9	9	5		5		
6	3	7						8	8		3	3			5	3				2	
				6	6		6		9				5	5				2		3	
		4									8	8	3		3			4	8		3
			3	7						7		7					5	5			8
		4		5		5	5		3			6			1			5			3
3	3		4				2	2	7		4					6	5	5			4
		6			5				5	8						8		3			
7					9	9				6				6	6	5					2
		3	3				9	9	5							1	4			4	
	4		2	7		7				2		5		2	5		5		5		6
	6	6		4	7	7		6		4									2		6
	6	6			7			2	5				5				4	8	6	6	
		3	5				8			8				1			3				
	8			3		5				7	8	8	7							4	4
	8			3			7	7	7	4	4	4	7	7	7	4	4	3			
	8	6		2		4		4	1			4	7	7	7					5	
	8	2	2	7									3	2				6		3	
	3					3	2						5	7						7	2
	2	8			5		5					9		6					3		3
	3			8	8	4	4			9	9		9	9	9	3		3	2		
4							4				7		6								5

Lösung - Solution: Puzzle 394

4	2	2	8	8	8	8	8	8	4	4	4	4	3	3	3	6	6	6	6	6	6
4	4	4	8	8	6	6	6	6	7	7	7	7	7	7	7	9	9	9	9	9	9
7	7	7	7	7	4	4	4	6	6	4	4	3	3	3	9	9	9	4	4	4	4
2	2	5	7	7	4	3	3	3	4	4	5	5	5	5	5	6	6	6	6	6	6
4	4	5	5	8	8	8	8	8	8	3	3	3	7	7	7	7	5	5	5	5	5
4	4	5	5	7	8	8	3	3	3	2	2	7	7	7	3	3	7	7	7	7	7
2	7	7	7	7	7	7	4	4	6	4	4	4	4	9	9	3	2	5	5	7	7
2	5	4	4	4	3	3	4	4	6	6	6	6	6	9	9	9	2	4	5	5	5
5	5	4	7	7	3	1	2	2	5	5	5	9	9	9	9	6	6	4	4	4	2
5	5	7	7	2	2	3	3	3	2	2	5	5	6	6	6	6	8	8	8	8	2
2	2	7	7	7	4	4	4	4	3	3	7	7	7	7	8	8	8	8	2	2	4
6	6	5	2	2	6	6	6	2	2	3	7	7	7	5	5	5	5	5	7	7	4
6	6	5	9	9	6	3	3	3	4	4	4	4	1	6	6	6	6	6	6	7	4
6	6	5	9	9	6	6	5	5	5	7	7	7	7	8	8	8	8	7	7	7	4
2	2	5	5	9	9	9	5	5	7	7	7	2	2	8	8	8	8	7	6	6	6
4	4	4	9	9	7	7	7	7	6	6	6	4	4	4	5	5	5	5	6	6	6
4	8	8	7	7	7	8	8	8	9	9	6	6	6	4	7	7	7	5	7	7	7
8	8	8	6	6	6	8	9	9	9	9	5	7	7	7	7	8	8	7	7	7	7
2	8	8	6	6	6	8	8	9	9	9	5	5	5	3	3	3	8	8	8	8	8
2	8	9	9	9	9	8	8	4	4	3	3	3	5	2	2	7	7	7	8	2	2
4	4	3	9	9	9	9	3	4	4	2	2	1	3	3	3	7	7	6	4	4	4
4	4	3	3	9	4	4	3	3	5	5	5	3	5	5	5	7	7	6	6	6	4
7	7	7	7	7	5	4	4	5	5	2	2	3	5	5	2	2	5	5	5	6	6
3	3	3	7	7	5	5	5	4	4	4	4	3	2	2	3	3	3	5	5	4	4
4	2	2	6	6	6	6	5	3	3	3	5	5	7	7	7	7	7	7	7	4	4
4	5	5	5	6	6	8	8	8	8	5	5	5	9	9	9	9	9	9	9	9	9
4	9	5	5	3	3	8	8	8	8	2	2	7	7	2	2	8	8	8	8	8	8
4	9	9	9	3	6	6	6	2	2	7	7	7	5	4	4	4	4	2	2	8	8
9	9	9	4	4	3	3	6	6	6	7	7	5	5	5	5	2	2	7	7	7	7
9	9	3	4	4	3	5	5	5	5	5	6	6	4	4	4	4	6	6	6	7	7
4	4	3	6	6	6	7	4	4	4	4	6	6	6	6	3	3	3	6	4	4	7
4	4	3	6	6	6	7	7	7	7	7	7	4	4	4	4	2	2	6	6	4	4

Puzzle 394

4	2		8									4	3			6					
	4	4			6								7			9					
		7		7				6			4			3	9			4		4	4
2	2		7	7	4	3			4			5		5	5	6					6
4		5			8			8				3	7							5	
		5	5	7		8		3			2	7			3		7				7
2	7					7	4	4	6	4			4			3	2	5			
								4			6		6	9				4		5	5
		4						2	5				9				6		4		2
	5	7		2				3	2			5	6				8			8	
	2	7		7				4		3	7	7		7	8		8			2	
	6			2			6		2				7	5					7		4
	6	5		9				3	4			4		6					6		
6	6		9						5			7	7	8		8					
2			5			9				7	7	2			8	8	8	7			6
		4			7		7	7				4							6	6	6
	8	8	7	7						9		6		4			7	5	7		
					6		9		9	9	5	7				8	8				
		8	6	6			8	9				5	5	3					8		8
2	8	9		9		8	8	4					5	2	2	7	7		8	2	
		3			9			4		2	2	1					7	6			
4		3	3		4		3		5				5	5	5		7			6	4
7				7	5		4	5		2			5	5		2		5	5		6
3			7	7			5	4					2				3	5			
	2	2			6	6			3		5		7				7		7		4
	5		5	6				8	8	5		5	9			9					9
		5	5		3	8	8	8			2	7			2	8					
4									2				5				4	2			
9				4					6			5		5			2				7
9		3	4	4	3					5	6					4	6		6		
4		3				7			4							3			4	4	
		3		6						7		4	4	4		2	2				4

Lösung - Solution: Puzzle 395

2	2	5	5	2	2	3	3	3	7	7	7	3	5	5	7	7	7	8	8	8	8
3	3	3	5	5	5	7	7	7	7	2	2	3	3	5	7	7	7	7	4	4	8
6	6	6	6	6	6	3	5	5	5	5	5	2	2	5	5	3	3	3	4	4	8
8	8	8	8	2	2	3	3	2	2	3	3	3	9	9	9	7	7	7	7	8	8
4	4	8	8	8	8	2	2	4	4	4	4	9	9	9	9	9	9	7	7	2	2
4	4	7	7	3	3	3	9	9	5	5	2	2	5	5	5	2	2	7	4	4	4
2	2	7	7	7	2	2	4	9	5	5	5	7	5	5	3	3	3	2	2	3	4
8	8	8	8	7	7	4	4	9	9	9	9	7	7	7	2	2	4	4	4	3	3
8	8	8	8	2	2	4	7	7	7	7	9	9	7	7	7	3	4	6	6	6	6
2	3	4	4	4	4	7	7	7	3	3	3	4	4	4	4	3	3	6	2	2	6
2	3	3	6	6	3	3	3	9	9	9	9	9	9	9	9	9	2	2	3	3	3
6	6	6	6	3	4	4	7	7	7	2	2	5	5	5	5	5	4	3	5	5	5
9	9	9	9	3	3	4	4	7	7	7	7	3	3	3	4	4	4	3	3	5	5
5	5	5	9	9	9	9	9	8	8	8	8	5	5	5	7	7	7	7	7	7	7
5	5	6	6	7	7	8	8	8	8	4	4	4	4	5	5	2	2	5	5	5	5
6	6	6	6	7	7	4	4	4	4	8	8	6	6	2	2	6	6	6	2	2	5
8	8	8	4	7	7	7	8	8	8	8	6	6	6	4	4	4	4	6	6	6	2
8	8	8	4	3	3	3	8	8	2	2	6	7	7	2	2	5	5	5	5	5	2
8	8	7	4	4	5	5	5	5	7	7	7	7	7	4	4	4	4	2	2	6	6
7	7	7	2	2	5	9	9	9	9	9	9	9	9	6	6	9	9	9	9	9	6
7	7	7	3	3	3	9	8	1	7	7	7	7	7	7	6	9	9	9	9	6	6
3	3	3	2	2	8	8	8	8	5	5	5	7	5	5	6	6	6	2	2	6	8
4	4	6	6	6	8	8	8	5	5	3	3	3	5	5	5	1	4	4	4	4	8
4	4	6	6	6	5	5	9	9	9	9	9	9	9	9	9	8	8	8	8	8	8
7	7	7	7	7	5	5	5	6	6	6	6	4	4	4	4	5	5	5	5	2	2
7	7	3	3	3	4	4	4	4	2	2	6	6	3	3	3	5	1	4	4	3	3
5	5	5	5	5	3	9	9	9	9	9	9	9	5	5	5	6	6	4	4	3	2
7	7	4	4	4	3	3	9	9	2	2	1	3	3	3	5	5	6	6	6	6	2
7	7	4	3	5	5	5	5	5	3	3	3	7	7	2	2	7	7	7	3	3	3
7	7	7	3	3	6	4	4	4	4	5	7	7	7	7	6	7	7	2	2	6	6
2	2	6	6	6	6	6	7	7	7	5	5	5	5	7	6	6	7	7	6	6	6
3	3	3	2	2	7	7	7	7	4	4	4	4	1	6	6	6	4	4	4	4	6

Puzzle 395

	2				2			3			7	3	5					8		8	
3		3			5						2			5		7					
6							5			5			2		5	3	3			4	
8				2	2		3	2		3		3	9				7		7	8	
	4	8		8			2			4							9		7		2
4				3		3	9		5	5		2	5		5	2		7	4		
2						2			5	5				5	3			2		3	
8			8		7		4	9			9			7	2			4			
			8		2	4			7		9	9				3		6	6		
					4	7			3	3			4	4	4	3			2		
2	3	3				3				9						9	2			3	
	6						7	7	7	2						5	4		5		5
9			9	3	3	4				7				3	4			3		5	5
5		5		9			9	8			8			5	7						
		6	6	7			8						4			2					
6									4		8		6		2			6		2	5
			4			7				8		6		4			4				2
8	8					3				2	6	7		2				5			
		7	4					5						4			4	2		6	
7	7	7	2										9	6				9			
				3		9	8							7	6			9			
3		3	2	2	8	8		8		5	5	7	5	5		6	6	2		6	8
	4	6			8	8	8		5	3			5					4		4	
	4			6		5			9												
	7			7			5			6		4				5			5		2
	7	3				4		4		2	6		3		3	5			4		3
		5	5	5	3	9						9		5		6		4	4		
	7		4			3	9	9	2	2				3	5					6	2
7			3	5	5			5				7	7	2					3	3	3
						4	4			5	7	7			6				2	6	
	2	6		6			7			5			5	7		6		7	6		
		3		2	7				4					6		6		4			

Lösung - Solution: Puzzle 396

8	8	4	4	4	4	7	7	7	5	5	5	5	5	2	2	1	2	2	7	7	7
8	8	8	8	8	8	7	7	2	2	3	3	3	8	8	8	7	7	7	7	4	4
3	6	6	6	6	6	6	7	7	4	4	4	4	8	8	8	5	5	5	4	4	5
3	3	4	4	4	4	3	3	5	5	5	5	5	3	8	8	5	5	3	3	5	5
2	2	9	9	9	9	3	6	6	6	6	4	4	3	3	4	4	4	4	3	5	5
7	7	7	9	9	9	7	7	7	6	6	4	4	2	2	7	7	7	7	7	7	7
3	7	7	7	9	9	7	7	7	7	5	5	5	5	8	8	8	8	5	5	5	2
3	7	2	2	4	4	4	4	2	2	5	2	2	3	3	8	8	8	8	5	5	2
3	5	5	5	5	5	7	7	7	7	3	3	3	1	3	5	4	4	4	2	2	4
4	4	6	6	6	7	7	7	6	6	6	6	6	6	5	5	4	6	6	4	4	4
4	4	6	6	4	4	6	6	8	8	8	8	8	5	5	7	7	7	6	6	6	6
5	5	5	6	4	4	6	4	4	4	4	8	8	8	4	4	7	7	7	7	2	2
4	4	5	5	9	9	6	3	3	3	7	7	7	4	4	3	3	3	8	8	3	3
4	4	9	9	9	9	6	6	8	8	3	7	7	7	7	4	4	4	4	8	8	3
6	6	9	9	9	6	8	8	8	8	3	3	5	5	2	3	3	5	5	8	8	8
6	6	6	4	4	6	6	8	8	7	7	5	5	5	2	3	4	4	5	5	5	8
4	4	6	4	4	6	6	7	7	7	7	3	3	3	1	4	4	6	6	4	4	4
4	4	5	5	5	6	3	7	9	9	8	8	8	8	3	5	5	6	6	6	6	4
8	8	4	4	5	5	3	3	9	9	8	8	8	8	3	3	5	5	5	3	3	3
8	8	4	4	3	3	7	7	7	9	9	6	6	6	2	2	4	4	4	4	1	2
8	8	3	3	1	3	2	2	7	7	9	9	9	6	6	6	5	5	5	5	5	2
8	8	3	5	2	2	3	3	7	7	4	4	4	4	2	2	4	4	7	7	7	3
6	6	5	5	5	5	3	5	5	5	3	3	5	5	5	5	4	4	7	7	3	3
6	6	6	6	8	8	8	5	5	2	2	3	5	2	2	3	3	7	7	3	4	4
5	5	2	2	8	3	3	3	4	4	4	4	8	3	1	3	5	5	3	3	4	4
5	5	5	8	8	6	6	6	8	8	8	8	8	3	3	9	9	5	5	5	2	2
3	3	3	8	8	6	6	6	5	5	8	8	7	5	5	9	9	9	9	9	6	6
2	2	6	2	2	4	7	7	7	5	5	5	7	7	5	5	5	9	9	2	2	6
4	4	6	4	4	4	7	7	7	7	6	2	2	7	2	2	4	4	5	6	6	6
4	4	6	6	6	3	3	3	6	6	6	4	4	7	7	7	4	4	5	5	5	4
7	7	7	7	6	5	5	5	5	5	6	6	4	4	8	8	3	3	5	3	3	4
2	2	7	7	7	2	2	3	3	3	8	8	8	8	8	8	3	2	2	3	4	4

Puzzle 396

	8			4		7			5							1					7
					8		7		2	3		3	8	8	8	7		7	7	4	
		6	6			6			4		4		8	8	8		5				5
	3	4									5			8	8			3		5	
	2	9		9		3	6			6	4		3		4		4	4			
7			9			7			6	6		4	2	2	7						7
3	7			9		7		7			5				8						
		2	2	4			4	2			2		3	3				8	5		2
	5			5	5			7				3			5			4		2	
		6					7	6			6	6	6								4
	4	6					6		8			8			7		7				6
5	5		6	4				4		4					4	7			7	2	
				9					3	7		7			3				8	3	
4	4	9				6	6			3						4	4	4			3
		9		9					8	3	3	5	5			3					
		6		4		6	8	8			5		5		3	4		5		5	8
	4		4	4		6							3	1			6	6	4		
4	4		5			3	7	9		8	8	8	8		5	5					
			4		5		3			8	8	8	8			5		5	3		
	8	4			3						6			2				4		1	
	8		3	1	3		2		7			9	6		6	5		5		5	
			5				3	7				4			2	4		7	7		
6	6	5		5	5			5				5	5	5	5		4			3	
			6			8				2	3	5		2			7				
	5	2					3	4		4	4			1			5		3	4	4
5		5			6	6	6	8							9	9			5		2
3			8			6	6	5		8	8	7	5		9	9	9		9		
2			2					7							5		9	9		2	
4			4			7	7			6		2		2	2	4		5	6		
4		6					3	6						7					5	5	
7				6		5					6		4	8			3	5	3		
2						2	3								8	3		2		4	

5	5	5	2	2	5	5	5	5	5	8	8	8	8	8	8	5	5	5	4	4	1
5	5	3	3	3	7	7	7	7	4	4	3	3	3	8	8	4	4	5	5	4	4
7	7	7	2	2	1	7	7	7	4	4	5	5	5	5	5	4	4	8	8	8	5
7	7	7	3	3	3	2	2	8	8	8	8	9	9	9	9	8	8	8	8	8	5
7	5	5	5	4	4	4	4	8	8	8	8	9	9	9	9	9	5	3	3	3	5
5	5	4	4	7	7	7	7	7	7	5	5	3	3	5	5	5	5	7	7	5	5
2	2	4	4	9	9	7	2	2	5	5	5	3	4	4	3	3	3	7	7	7	7
3	3	3	9	9	3	3	3	8	8	8	8	4	4	7	7	5	5	5	5	5	7
9	9	9	9	9	5	5	5	8	8	8	8	3	3	3	7	7	2	2	3	3	3
4	4	4	4	5	5	7	7	7	3	3	3	4	4	4	7	7	7	5	5	2	2
2	2	3	3	2	2	7	7	7	7	2	2	4	2	2	8	8	8	8	5	5	5
4	4	3	8	8	8	8	8	8	8	8	3	3	8	8	8	8	7	7	7	7	7
4	4	2	2	4	4	4	6	6	6	6	3	2	2	5	5	5	4	4	7	7	1
2	2	4	3	5	5	4	6	6	9	9	9	3	3	3	5	5	4	4	6	6	6
4	4	4	3	3	5	3	3	3	9	9	9	5	5	6	6	3	3	3	6	6	6
3	3	3	2	2	5	5	2	2	9	9	9	5	5	5	6	6	6	6	4	4	4
2	2	9	9	9	9	4	4	4	4	2	2	8	8	8	8	8	8	3	3	3	4
4	9	9	9	9	9	5	5	5	5	5	4	3	3	3	8	8	3	5	2	2	1
4	4	4	7	7	7	7	7	7	7	4	4	2	2	7	7	3	3	5	5	5	5
8	8	2	2	4	4	4	4	6	6	4	7	5	5	7	1	2	2	6	6	6	6
8	8	3	3	3	5	5	5	6	2	2	7	7	5	7	7	7	7	5	5	6	6
8	8	8	8	5	5	6	6	6	8	8	7	5	5	8	8	8	8	8	5	5	5
4	4	5	5	9	9	9	9	9	8	8	7	7	7	8	8	8	3	3	8	8	8
4	5	5	9	9	3	3	3	8	8	8	8	3	4	4	4	4	7	3	8	8	8
4	5	9	9	3	4	4	6	6	6	6	6	3	3	5	5	5	7	7	7	7	8
8	8	8	3	3	4	4	7	7	7	7	6	2	2	5	5	7	7	3	3	3	8
8	8	8	2	2	7	7	7	3	3	3	8	8	8	8	8	8	8	8	6	6	6
8	8	9	9	9	8	8	8	8	5	5	5	2	2	5	5	5	5	5	6	6	6
2	2	9	9	8	8	8	8	5	5	4	4	4	4	2	2	3	3	3	4	4	4
4	4	9	9	7	7	7	7	9	6	6	6	6	3	3	3	9	7	7	7	7	4
4	3	9	9	7	7	7	1	9	9	9	6	6	2	2	9	9	9	9	7	7	7
4	3	3	1	6	6	6	6	6	6	9	9	9	9	9	3	3	3	9	9	9	9

Puzzle 397

			2				5			8						5			4		
5		3			7	7	7	7	4			3		8					5	4	4
7			2			7	7	7			5	5	5			4	4			8	
7			3			2			8	8		9	9	9				8	8	8	
			5	4				8		8	8	9	9			9	5	3			
5	5	4	4	7									3					7	7	5	
	2	4					2	2	5			3		4			3				
3					3		3	8	8	8				7						5	7
9				9				8						3			2				3
4					5	7			3		3			4			7				2
2				2	2			7		2			2	2				8			5
4		3	8				8			8	3					8	7			7	7
		2		4								2		5		5		4	7	7	
	2	4		5		4		6	9	9	9	3		3		5	4		6	6	
				3		3		3				5		6		3			6	6	6
		3	2	2				2	9			5								4	
2	2								4	2	2	8						3		3	
4	9			9	9					5			3		8		3	5			1
									7	4			2		7	3		5	5	5	
8		2	2			4			6		7		5		1			6			
			3		5		5		2	2		7					7	5		6	6
			8	5	5									8			8				5
4	4		5					9				7	7	8	8		3	3		8	
		5	9		3					8				4				3		8	
	5				4	4	6	6	6			3	3	5						7	8
		8		3	4	4				7	6	2		5	5	7	7		3	3	
				2						3			8								
	8	9		9		8	8				5		2	5					6		
	2	9	9					5	5	4	4			2		3			4		4
	4	9	9	7	7	7	7	9	6				3				7				4
	3	9		7	7	7					6		2						7		7
				6					6					9			3			9	

Lösung - Solution: Puzzle 398

5	5	5	3	3	3	4	4	6	2	2	6	2	2	3	3	3	5	5	5	5	5
4	4	5	5	2	2	4	4	6	6	6	6	9	9	9	9	6	6	6	3	3	3
4	4	2	2	5	5	5	3	3	3	2	2	9	2	2	6	6	8	8	8	4	4
2	2	7	7	5	7	5	8	8	8	8	8	9	9	9	9	6	8	5	8	8	4
8	8	8	7	7	7	7	1	8	8	8	2	2	1	2	2	9	9	5	8	8	4
3	8	8	5	5	5	5	5	3	5	5	5	4	3	3	3	9	9	5	7	7	7
3	3	8	4	4	4	4	6	3	3	5	5	4	4	4	9	9	9	5	5	7	2
2	2	8	6	6	6	6	6	7	7	7	6	6	6	6	6	9	9	7	7	7	2
3	3	8	2	2	5	5	5	5	5	7	7	7	7	6	3	3	3	4	4	4	3
3	4	4	6	6	6	6	9	9	9	9	9	9	9	1	5	5	5	5	5	4	3
4	4	8	8	8	8	6	6	8	8	8	8	8	9	9	3	3	3	6	6	6	3
7	7	7	7	8	8	9	9	8	8	8	4	4	4	4	7	7	6	6	6	4	4
7	7	7	8	8	9	9	9	9	9	2	2	3	5	5	7	7	7	7	7	4	4
4	4	4	4	9	9	3	3	3	4	4	4	3	3	5	5	5	4	4	3	3	3
3	3	3	6	6	6	6	6	6	4	6	6	6	6	6	6	4	4	8	8	8	8
4	4	8	8	8	5	5	5	5	1	3	3	3	2	2	9	9	9	4	4	8	8
4	4	8	8	8	5	4	4	7	6	6	6	9	9	9	9	9	9	4	4	8	8
2	2	4	8	8	4	4	7	7	7	6	6	6	3	3	3	5	7	7	7	7	7
4	4	4	6	6	6	6	7	7	7	3	3	3	4	4	5	5	3	3	3	7	7
6	3	3	6	6	2	2	4	4	4	4	9	9	4	4	5	5	4	4	4	4	2
6	3	5	2	2	1	3	3	3	6	6	9	9	9	9	9	9	9	3	3	3	2
6	6	5	5	5	5	2	2	6	6	6	4	4	3	3	3	4	4	6	6	6	6
6	6	8	8	8	4	4	4	6	2	2	4	4	2	2	4	4	6	6	3	3	3
8	8	8	8	8	4	9	9	8	8	8	8	8	8	8	8	7	7	7	1	2	2
3	3	3	6	6	6	6	9	9	9	9	9	9	9	7	7	7	2	2	3	3	3
4	4	6	6	7	7	7	5	5	5	3	3	3	2	7	5	5	4	4	4	4	5
4	4	7	7	7	7	4	4	5	5	4	4	4	2	5	5	5	3	3	3	5	5
6	6	6	2	2	4	4	3	3	3	4	2	2	1	4	4	4	4	2	2	5	5
4	4	6	6	6	2	2	5	5	5	3	3	3	2	2	7	7	7	7	7	9	9
4	4	5	5	5	5	4	4	5	5	9	9	9	9	9	9	9	9	7	7	9	9
3	3	5	3	3	3	4	4	3	8	8	8	2	2	4	4	4	9	3	3	3	9
3	4	4	4	4	2	2	3	3	8	8	8	8	8	4	3	3	3	9	9	9	9

Puzzle 398

5					3			6		2			2			3	5				
					2	4									9				3		3
4	4		2					3		2				2		6					
2		7			7	5	8	8	8	8	8				9		8	5		8	
8						7		8	8	8			1	2	2	9	9			8	4
3	8		5		5		5		5			4					9		7		7
				4			6	3		5		4	4	4	9	9	9				2
	2		6			6		7			6				6		9	7			
	3	8	2			5											3				
		4	6				9												5	4	
		8			8					8		8	9	9	3	3				6	3
	7	7		8	8	9		8	8				4				6	6	6		
7			8					9			2		5	5	7				7	4	
4								3			4	3				5		4		3	
3			6		6			6						6						8	8
4	4	8	8					5				3		2	9			4			8
		8			5	4		7	6		6	9						4	4	8	
2		4	8				7			6		6		3			7				
4			6	6	6	6			7		3			4	5				3	7	
	3		6	6			4		4	4	9		4	4	5	5	4	4		4	2
	3	5	2					3			9				9			3	3		
				5		2	2							3			4	6	6	6	6
	6	8			4			6	2		4			2	4		6				
					4	9		8							8		7		1	2	2
		3	6	6		6							9				2	2			
	4	6					5				3				5	5	4	4	4	4	
		7			7			5	5	4	4	4			5	5			3	5	
6				2	4			3		4				4			4		2	5	
				6		2	5		5	3		3		2	7			7	7	9	
	4				5			5	5								9	7			
	3		3		3	4		3		8	8	2			4			3		3	
		4				2				8			8		3		3				9

Lösung - Solution: Puzzle 399

8	8	3	4	4	3	3	5	5	5	5	5	2	2	4	4	7	7	9	9	4	4
8	8	3	3	4	3	9	9	2	2	3	2	6	4	4	7	7	7	9	9	4	4
8	8	8	8	4	9	9	6	6	3	3	2	6	6	6	6	6	7	7	9	9	9
5	5	5	5	5	9	9	6	6	6	6	5	5	5	5	5	3	3	3	5	9	9
4	4	4	4	9	9	9	8	8	8	8	9	9	3	3	3	5	5	5	5	7	7
5	5	5	5	5	3	3	3	8	8	8	8	9	9	2	2	3	3	3	4	4	7
6	6	6	8	8	8	8	4	4	4	9	9	9	5	5	5	5	5	1	4	4	7
6	6	6	8	8	8	8	2	2	4	9	9	4	4	4	3	3	3	5	5	7	7
9	9	9	9	9	9	9	9	9	5	5	5	5	5	4	2	2	4	4	5	7	2
6	6	6	6	5	5	8	8	8	8	4	4	3	3	5	5	5	4	4	5	5	2
3	6	6	5	5	5	8	8	8	8	4	4	1	3	5	5	7	7	7	4	4	4
3	3	7	7	7	7	7	7	7	6	6	6	6	6	6	4	4	4	7	7	7	4
2	8	8	8	8	8	8	8	9	9	9	9	9	9	9	9	9	4	2	2	7	2
2	8	3	3	3	4	4	7	7	7	7	7	3	3	3	7	7	7	6	5	5	2
5	5	5	5	5	3	4	4	2	2	7	7	8	8	7	7	7	7	6	6	5	5
3	3	3	2	2	3	3	8	8	8	2	2	8	8	8	8	8	8	6	6	6	5
7	7	7	4	4	4	4	8	5	5	5	5	5	7	7	2	2	5	5	5	2	2
7	7	5	5	2	2	8	8	6	6	6	7	7	7	3	3	3	5	5	7	7	7
8	7	7	5	5	5	8	8	6	6	6	7	7	5	5	5	2	2	7	7	7	7
8	8	8	4	4	8	2	2	4	4	4	4	5	5	4	4	4	4	2	2	4	4
8	8	3	4	4	8	8	8	2	2	6	6	8	8	8	8	3	3	3	5	4	4
8	8	3	3	2	2	8	8	8	8	6	8	8	4	8	8	2	2	5	5	5	5
4	4	4	4	3	3	3	5	5	5	6	6	6	4	4	4	3	3	3	1	2	2
8	8	8	8	8	8	8	8	5	5	8	8	7	7	7	7	1	5	5	5	5	5
4	4	7	7	4	4	4	4	8	8	8	8	7	7	7	2	2	6	6	3	3	3
4	4	6	7	7	7	5	5	5	8	8	2	2	5	5	5	5	6	6	4	4	4
2	2	6	6	7	7	5	5	6	6	6	6	6	6	2	2	5	6	6	4	2	2
6	6	6	4	4	5	3	3	3	4	4	3	3	3	6	6	6	5	5	5	4	4
8	8	8	4	4	5	5	5	5	4	4	1	2	2	8	8	6	6	6	5	4	4
6	6	8	2	2	3	3	3	7	7	7	3	3	3	8	8	8	8	3	5	8	8
6	6	8	8	6	6	6	6	7	7	7	7	6	6	6	6	8	8	3	3	8	8
6	6	8	8	6	2	2	6	2	2	3	3	3	6	6	3	3	3	8	8	8	8

		3	4			3		5				2				7			9	4	
8			3				9	2				6		4	7			9		4	
	8							6	3		2		6					7			
5			5			9			6	6	5					3					
4				9		9	8		8	8	9		3					5		7	
5				5			3						9	2		3			4	4	
		6	8	8		8		4		9	9		5				5			4	
6						8		2	4		9		4		3	3					
9								9					5			2		4	5		
6			6	5		8				4	4	3	3	5		5		4		5	2
3	6		5			8	8			4			3		5	7					
			7					7	6					6		4					4
							8	9								9			2	7	2
2	8	3										3	3	3				6	5		
5				5			4		2	7	7		8	7		7		6			
3				2		3		8		2										6	5
7				4				5		5		5			2				5		2
		5		2		8		6		6			7	3				5			7
8		7	5						6	6			5				2				
		8	4		8	2	2				4	5		4				2		4	4
		3							2		6	8	8	8		3		3	5	4	
8			3		2	8			8			8		8	8		2	5			
4						3	5	5		6		6	4						1		
	8					8		5	5			7	7				5	5		5	5
	4	7		4			4					7	7	7	2	2					3
4		6			7			5	8			2		5				6			4
2							5	6			6	6	6	2		5				2	
6			4		5			3	4					6			5			4	4
8					5		5		4		1	2	2	8	8					4	4
6			2	2		3		7	7	7				8		8					
		8						7	7	7	7	6			6	8		3	3		
		8		6	2				2	3			6				3	8			

Lösung - Solution: Puzzle 400

2	2	6	6	6	2	2	7	7	9	9	9	9	9	2	2	8	8	4	4	3	1
3	3	3	6	6	6	7	7	7	7	7	8	8	9	9	9	9	8	4	4	3	3
9	9	9	2	2	1	8	8	8	8	8	8	7	7	7	3	3	8	8	8	4	4
9	9	4	4	4	3	3	3	7	7	5	5	4	4	7	7	3	8	8	3	4	4
9	9	9	9	4	7	7	7	7	7	5	5	4	4	3	7	7	2	2	3	3	2
1	6	6	3	3	3	5	4	4	4	4	5	8	8	3	3	6	4	4	4	4	2
6	6	4	4	4	4	5	2	2	6	6	6	8	8	8	6	6	9	9	9	9	4
6	6	7	7	7	7	5	5	5	6	6	6	8	8	8	6	6	6	9	4	4	4
7	7	7	9	9	3	3	3	1	5	5	5	7	7	7	2	2	7	9	9	9	9
5	5	9	9	9	9	9	9	4	4	5	5	7	2	2	5	5	7	7	7	7	7
3	5	5	5	9	3	3	3	4	4	3	1	7	7	7	5	5	5	7	4	4	3
3	3	8	8	1	2	2	8	8	8	3	3	6	6	6	6	6	6	4	4	3	3
8	8	8	7	7	9	9	9	8	8	8	8	8	5	5	5	7	7	7	7	2	2
8	8	8	7	7	5	5	9	9	9	9	4	4	4	5	5	7	7	7	8	8	8
9	9	7	7	7	5	5	5	9	9	4	2	2	4	2	2	3	3	3	8	8	8
9	9	9	9	9	9	9	2	2	4	4	4	9	9	9	9	9	5	5	8	8	2
6	6	6	6	6	6	3	3	3	2	2	7	7	7	7	9	9	5	5	5	6	2
8	7	7	7	7	4	4	5	5	5	5	5	7	7	7	9	9	6	6	6	6	6
8	8	8	7	7	4	4	3	3	3	2	2	5	5	5	5	5	2	2	4	4	4
8	8	8	8	7	5	5	5	5	5	7	7	7	7	4	4	4	4	7	2	2	4
5	5	5	5	5	2	2	4	4	4	4	7	7	7	9	9	9	9	7	7	7	7
7	7	2	2	6	6	6	6	6	6	5	5	5	5	5	9	9	9	7	7	4	4
7	7	7	7	5	5	5	5	5	3	3	2	4	4	4	9	2	9	8	8	4	4
7	4	4	3	3	3	6	6	6	6	3	2	4	7	7	6	2	4	4	8	8	8
4	4	5	5	5	5	1	7	6	6	7	7	7	7	7	6	6	4	4	2	2	8
2	2	5	6	6	2	2	7	7	8	8	8	8	4	4	6	5	5	5	5	5	8
6	6	6	6	3	3	3	7	7	8	8	8	8	4	4	6	6	4	4	4	4	8
5	5	5	5	5	2	2	7	7	6	6	6	6	6	6	8	8	9	9	9	9	9
2	2	7	7	7	7	5	5	5	9	9	9	9	8	8	8	8	9	4	4	4	4
7	7	7	2	2	5	5	2	2	9	9	9	9	8	8	9	9	9	8	8	8	8
5	5	5	5	7	7	7	4	4	4	9	6	6	6	6	6	6	3	3	8	8	8
5	2	2	7	7	7	7	4	2	2	8	8	8	8	8	8	8	8	3	2	2	8

Puzzle 400

	2	6		6		2			9					2		8		4		3	
3			6		6	7						8			9	9		4		3	3
9		9			1	8															
9	9	4	4		3	3	3		7		5		4			3	8	8		4	
			9	4		7			7				4			7	2		3		
		6			3		4		4	4		8	8	3		6	4				2
6	6	4			4		2	2	6	6	6			8	6		9				4
6	6									6	6								4		
7			9	9	3	3	3		5		5		7	7	2	2					9
	5	9					9		4	5	5	7	2			5	7				7
		5					3	4	4	3			7	7				7		4	3
	3		8			2				3	3	6					6	4			
8	8		7	7			9					8	5					7			2
8	8	8	7	7	5	5				9			4		5	7					8
		7		7			5		9			2			2	3		3	8	8	
9						9	2		4			9				9	5	5	8		
				6		3				2	7			7	9				5	6	2
8	7			7	4			5			5			7	9	9			6		6
	8	8	7			4			3	2		5				5		2	4		
8							5		5	7						4			2		
5				5	2	2	4							9		9	9				7
	7	2				6		6	6	5		5		5				7	7		4
					5	5				3	2	4		4		2	9				4
7					3	6						4			6			4			
4			5		5	1	7	6	6	7	7			7		6				2	
2		5		6				7							6		5			5	8
6				3	3		7	7	8	8	8	8	4			6			4		
				5		2	7	7				6			8	8	9				9
2	2				7			5	9	9	9	9	8			8					4
				2				2	9						9			8		8	8
			5			7	4				6						3				
		2						2	2	8									2	2	

www.ingramcontent.com/pod-product-compliance
Lightning Source LLC
Chambersburg PA
CBHW081515250726
48659CB00009B/2823

* 9 7 9 8 3 2 7 2 9 5 2 2 3 *